Häußermann / Grotenhermen / Milz

Cannabis

Häußermann / Grotenhermen / Milz

Cannabis

Arbeitshilfe für die Apotheke

Klaus Häußermann, Laupheim

Franjo Grotenhermen, Rüthen

Eva Milz, Berlin

2., aktualisierte Auflage

Mit 15 Abbildungen und 15 Tabellen

DAV Deutscher Apotheker Verlag

Zuschriften an
lektorat@dav-medien.de

Anschriften der Autoren
Dr. Klaus Häußermann
Merianweg 14
88471 Laupheim

Dr. med. Franjo Grotenhermen
Am Mildenweg 6
59602 Rüthen

Dr. med. Eva Milz
Winckelmannstraße 81
12487 Berlin

Bibliografische Information der Deutschen Nationalbibliothek
Die Deutsche Nationalbibliothek verzeichnet diese Publikation in der Deutschen Nationalbibliografie; detaillierte bibliografische Daten sind im Internet unter https://portal.dnb.de abrufbar.

2., aktualisierte Auflage 2018
ISBN 978-3-7692-6984-0 (Print)
ISBN 978-3-7692-7121-8 (E-Book, PDF)

Birkenwaldstraße 44, 70191 Stuttgart
www.deutscher-apotheker-verlag.de
Printed in Germany

Satz: primustype Hurler GmbH, Notzingen
Druck und Bindung: schöne drucksachen GmbH, Berlin
Umschlagabbildung: @underworld, fotolia.com
Umschlaggestaltung: deblik, Berlin

Geleitwort

Bisher haben Cannabisblüten als Arzneimittel nur für wenige Apotheken, die eine Sondererlaubnis der Bundesopiumstelle besitzen, eine Rolle gespielt. Aufgrund des neuen Gesetzes kann seit März 2017 Cannabis als Arzneimittel auf Betäubungsmittelrezept verordnet werden. Mehr Patienten werden daher Zugang dazu haben und jede Apotheke soll diese Patienten versorgen können. Nicht nur wegen des Kontrahierungszwangs, der eine Belieferung jedes in einer Apotheke vorgelegten Rezeptes vorsieht, egal ob es sich um Fertigarzneimittel, Betäubungsmittel oder individuelle Rezepturen handelt, sondern auch weil es schwerkranken Patienten nicht zuzumuten ist, sie erst einmal auf die Suche nach einer Bezugsquelle zu schicken, sollte jede Apotheke auf die Abgabe von cannabisbasierten Medikamenten vorbereitet sein.

Der „Spätheimkehrer" Hanf ist seit Urzeiten als Arzneipflanze offizinell und ist es wert in seiner ganzen Problembreite auf pharmazeutischen Sachverstand zu stoßen. Harmlos ist Cannabis nicht. Durch die weltweite Verbreitung als Arznei-, Genuss- und Rauschmittel sind die Kenntnisse über die gravierenden Risiken gut belegt. Wie steht es allerdings mit dem Nutzen? Auch wenn hochwertige Studien noch in viel zu geringem Maße vorliegen, bleibt die Frage: Darf man austherapierten Patienten, wie beispielsweise Schmerz- und Krebspatienten, diese Möglichkeit zur Verbesserung ihrer Lebensqualität vorenthalten?

In Fachkreisen werden Pro- und Kontra-Argumente mit großem Ernst vorgetragen. Die Bedenken, Vorbehalte oder Emotionen der Pharmazeuten sollten vor dem Kontakt mit den Patienten auf einer sachlichen und wissenschaftlichen Grundlage überprüft werden.

Der Einsatz von Opioiden in der palliativen Schmerztherapie und in der nunmehr seit gut zwei Jahrzehnten etablierte Heroinsubstitution hat Erfahrungen gebracht, die in vielfältiger Weise einen Lernprozess im Verhältnis zwischen Therapeuten und Patienten in die Wege geleitet haben. Einerseits ist das Bewusstsein für iatrogen verursachte Abhängigkeiten geschärft worden (z.B. die Benzodiazepin-Abhängigkeit), andererseits ist die verbreitete Phobie, Substanzen mit Suchtpotenzial im palliativen Bereich einzusetzen, durch eine viel differenziertere Vorgehensweise abgelöst worden. Auch wurde endlich verstanden, dass ein enges und vertrauensvolles Zusammenwirken von Medizinern, Apothekern, Pflegepersonal und Betreuern wesentliche Synergieeffekte bringt. Wie es sich bei der Einführung einer geregelten Substitutionstherapie gezeigt hat, ist die interdisziplinäre Zusammenarbeit in Themenfeldern, die behutsam neu gestaltet werden müssen, besonders wertvoll.

Die in der Offizin tätigen Pharmazeuten sind den Umgang mit Betäubungsmitteln gewohnt und beachten peinlich genau die rechtlichen Bestimmungen. Darüber hinaus haben viele Apotheken chronische Schmerzpatienten oder auch Substitutionspatienten in ihrer Kundschaft, also Menschen mit besonderen Bedürfnissen. Die Apotheker sind darin trainiert grenzwertiges Verhalten, arzneimittelbezogene Probleme sowie Missbrauchstendenzen zu erkennen und auch anzusprechen. Oft offenbaren Patienten in der Apotheke ganz andere Anliegen und Probleme als beim Arzt. Das bietet große Chancen für einen interdisziplinären Dialog.

Cannabis ist nur teilweise als Fertigarzneimittel verfügbar. Die Vielfalt der Grundsubstanzen zu sichten, zu prüfen und in geeigneten Zubereitungen zu verarbeiten ist eine zentrale pharmazeutische Aufgabe. Dazu sind die Apotheken in Labor und Rezeptur durchaus gerüstet und fähig.

Die Apotheke kann bei der Erweiterung des therapeutischen Einsatzes des Cannabis aufzeigen, welche Breite und Vielfalt, welche Verantwortung und welchen Nutzen sie für den Einsatz sauberer Substanzen am Patienten bringen kann: „Pharmacy at its best!".

Die Pharmazeuten vor Ort sind also gut beraten, sich nicht wegzuducken, sondern sich mit Fähigkeiten und Stimme in den Widerstreit der Meinungen einzubringen – immer mit dem Blick auf das Wohl der Patienten.

Westend Apotheke,
Stuttgart
im März 2017

Hansdieter Beck,
Fachapotheker für
Offizinpharmazie
Philipp Böhmer, Apotheker
Ulrike Strehl, Apothekerin

Vorwort zur zweiten Auflage

Seit dem 10. März 2017 dürfen Ärzte Cannabis in Form von Blüten und Blütenextrakten auf einem BtM-Rezept verschreiben. Darauf hatten viele Patienten jahrelang gewartet. Es war Wunsch und Wille von Regierung und Opposition, dass dies für gesetzlich Versicherte zulasten der GKV erfolgen soll.

Inzwischen ist ein halbes Jahr vergangen. Außer den etablierten Ärzten, die schon längere Zeit Patienten bei einer Cannabis-Therapie begleiteten, haben bereits viele Ärzte damit begonnen, Patienten mit Cannabis zu behandeln, wenn die Voraussetzungen dafür vorlagen. Das Interesse ist geweckt, die ersten Behandlungserfolge sind erreicht und die Verordnungszahlen werden weiterhin zunehmen – damit auch die Anforderung an das Wissen um Cannabis in der Apotheke. Schaut man in Länder wie Kanada, so hat dort innerhalb kürzester Zeit eine Zunahme der Anzahl an Patienten stattgefunden, die eine Cannabistherapie erhalten dürfen: von ca. 78.000 im Frühjahr 2016 auf über 200.000 im Mai 2017. Dies ist den neuesten Zahlen von Health Canada zu entnehmen (Seitenaufruf 15. Oktober 2017).

Die Möglichkeit der Verwendung von Cannabisblüten wird jedoch durch das restriktive Verhalten der Krankenkassen eingeschränkt: Entgegen der Absicht des Gesetzgebers lehnen jene nämlich die Anträge auf Kostenübernahme häufig ab – obwohl das eigentlich nur in besonders begründeten Ausnahmefällen zulässig ist. Für die Ärzte wurde mit der verpflichtenden Teilnahme an einer Begleiterhebung zur Art und Weise der Therapie ein hoher bürokratischer Aufwand erzeugt. Aufgrund des erheblich gestiegenen finanziellen Aufwands für die Therapie wegen der Abrechnung nach Arzneimittelpreisverordnung (AMPreisV) sind die Kosten für viele Patienten nun oftmals mehr als doppelt so hoch wie zuvor, als die Blüten noch über eine Ausnahmegenehmigung in der Apotheke erworben werden konnten. Patienten können jetzt zwar leichter ihre Cannabismedikamente auf BtM-Rezept bekommen. Wenn die Krankenkasse aber die Kostenübernahme ablehnt, ist die Medikation noch unerschwinglicher als zuvor. Aufgrund der gestiegenen Kosten sind die Ärzte bei der Rezeptierung von Cannabis in eine schwierige Lage geraten: Sie befürchten Probleme bei der Wirtschaftlichkeitsprüfung, wenn eine derart verteuerte Therapie durchgeführt werden soll.

Es ist zu hoffen – und dafür gibt es erste Signale – dass das neu gewählte Parlament sich des Gesetzes und der unglücklichen Kostenerstattung in nicht allzu ferner Zeit annehmen wird. Dann kann hoffentlich all jenen Patienten wirklich geholfen werden, bei denen eine Cannabistherapie indiziert ist.

In den Apotheken haben sich inzwischen einige Fragen um das Thema Cannabis geklärt. Mitarbeiter von Apotheken haben Erfahrungen im Umgang mit Cannabis gewonnen und es gab Veränderungen bei den Anbietern und Importeuren von Cannabisblüten und bei der Sortenauswahl. Dies alles hat Eingang in die 2. Auflage der Arbeitshilfe gefunden. Trotzdem besteht in Vielem noch Unsicherheit und oft auch Unklarheit. Manches, was Folge der gesetzlichen Anforderungen ist, führt zu Verärgerung, weil es der Apotheke einen hohen und teils zusätzlichen Aufwand abfordert. Unbefriedigend sind nach wie vor das Thema Lieferfähigkeit der tatsächlich verfügbaren Blütensorten und auch die Beschaffung der sehr teuren Referenzsubstanzen sowie die Art der Identitätsprüfung. Ein neu eingefügtes Kapitel zum Thema Labor und Rezeptur gibt Hilfestellung zur Verarbeitung der Blüten und zur Kennzeichnung der Gebinde. Neu aufgenommen wurde auch ein Kapitel über die Vernichtung von Cannabisblüten und Blütenextrakten sowie eine FAQ-Liste, die schnelle Antworten auf wichtige Fragen gibt. Zudem bietet die 2. Auflage Tipps zur Prüfung und Dokumentation, so etwa wie man vorgehen kann, wenn BtM-Rezepte auf handelsübliche Gebindegrößen von 5 Gramm ausgestellt sind und die Apotheke daraus noch Material zur Identitätspüfung entnehmen muss. Aktualisiert wurden die BtM-Rezepte und die Taxation: Exemplarisch zeigen sie die notwendigen Angaben des Arztes und die Abrechnung in der Apotheke. Auch im medizinischen Teil wurden Aktualisierungen vorgenommen.

Frau Marlene Bareiß vom Deutschen Apotheker Verlag danken wir herzlich für ihren Einsatz, damit dieses Buch mit unseren Überarbeitungen rasch produziert werden konnte.

Laupheim, Rüthen, Berlin, im Oktober 2017

Dr. Klaus Häußermann,
Dr. Franjo Grotenhermen,
Dr. Eva Milz

Hinweis: Um die Lesbarkeit dieses Buches zu verbessern, verzichten wir auf die gleichzeitige Nennung männlicher und weiblicher Sprachformen. Alle Formen schließen Männer und Frauen ein.

Vorwort zur ersten Auflage

Durch eine Gesetzesänderung, die Anfang 2017 in Kraft trat, wurden Cannabisblüten und Extrakte aus Blüten in Deutschland Medikamente, die von jedem Arzt auf einem Betäubungsmittelrezept verschrieben werden können. Davor war dazu eine Ausnahmeerlaubnis bei der Bundesopiumstelle in Bonn erforderlich. Die Verschreibung von Cannabisblüten ist daher keine Ausnahme mehr. Apotheker werden vermutlich vermehrt Patienten bedienen und beraten, die mit einem entsprechenden Rezept ihre Apotheke betreten.

Darüber hinaus müssen die Kosten einer Behandlung mit cannabisbasierten Medikamenten, wie Dronabinol, Nabilon und des Cannabisextrakts Sativex® sowie von Cannabisblüten und -blütenextrakten unter bestimmten Voraussetzungen von den Krankenkassen übernommen werden. Auch diese Regelung wird zu einer Zunahme ärztlicher Verordnungen von Medikamenten auf Cannabisbasis führen.

Wir hoffen, dem mit dieser Entwicklung verbundenen gestiegenen Interesse an sachlicher und übersichtlicher Information für Apothekerinnen und Apotheker zu den wichtigsten Themen rund um Cannabis auf Rezept, mit unserem Buch gerecht zu werden.

Der vorliegende Ratgeber informiert Sie in der Apotheke in kompakter Form über alles Wissenswerte zum „Gesetz zur Änderung betäubungsmittelrechtlicher und anderer Vorschriften“: In einem kurzen Abriss werden die historische Anwendung von Cannabis beschrieben und der Weg des Gesetzes und seine Auswirkungen auf andere Regelwerke erläutert. Wissenswertes zur Botanik von Cannabis, zur Toxizität, bestehenden Monografien und Rezepturvorschriften schließen sich an. Er zeigt Ihnen auf, welche Prüfungen in der Apotheke vorgenommen werden müssen. Weiterhin gibt er Ihnen einen Überblick über derzeit in Deutschland verfügbare cannabisbasierte Medikamente und erklärt, wie ein vom Arzt verordnetes ausländisches Betäubungsmittel zum deutschen Patienten gelangt.

Sie erhalten Informationen zur Dosierung und der Art der Anwendung der verschiedenen Medikamente. An Beispielen wird erläutert, wie korrekte BtM-Rezepte für Cannabisblüten, -extrakte, Fertig- oder Rezepturarzneimittel aussehen müssen und was bei deren Belieferung zu beachten ist – hier vor allem auch, was bei Nichtverfügbarkeit einer Blütensorte zu tun ist. Der Ratgeber führt an, welche Wechselwirkungen pharmakokinetischer und pharmakodynamischer Art möglich und zu beachten sind und welche Nebenwirkungen bei der Anwendung von cannabisbasierten Medikamenten auftreten können.

Abgerundet wird dies alles durch eine Übersicht zahlreicher Erkrankungen, bei denen Cannabis zur Anwendung kommen kann und einen Abriss über das wichtige Endocannabinoidsystem, das letztlich ja auch Ziel der exogen zugeführten Cannabinoide Tetrahydrocannabinol (THC) und Cannabidiol (CBD) ist, um die erwünschten Effekte der Cannabis-Medikation zu vermitteln. Zuletzt finden Sie Quellen für weiterführende Informationen zur Anwendung von cannabisbasierten Medikamenten oder deren Beschaffung.

Wir wünschen Ihnen viel Erfolg bei der Beratung zu cannabisbasierten Arzneimitteln und deren Abgabe in der Apotheke.

Unser Dank gilt Frau Marlene Bareiß vom Deutschen Apotheker Verlag für die Möglichkeit, diesen Cannabis-Ratgeber für Sie zu erstellen. Bei ihr fanden wir große Unterstützung und sie stand uns bei Fragen stets mit Rat und Tat zur Seite.

Laupheim, Rüthen, Berlin, im März 2017

Dr. Klaus Häußermann,
Dr. Franjo Grotenhermen,
Dr. Eva Milz

Inhaltsverzeichnis

Abkürzungsverzeichnis

11-OH-THC	11-Hydroxy-Tetrahydrocannabinol
Δ^9-THC	Delta-9-Tetrahydrocannabinol
ACM	Arbeitsgemeinschaft Cannabis als Medizin
ADHS	Aufmerksamkeitsdefizit-/Hyperaktivitätsstörung
AUC	Area under the curve – Bioverfügbarkeit
BfArM	Bundesinstitut für Arzneimittel und Medizinprodukte
BtMG	Betäubungsmittelgesetz
BtMVV	Betäubungsmittel-Verschreibungsverordnung
BVerwG	Bundesverwaltungsgericht
CB_1-Rezeptor	Cannabinoid-1-Rezeptor
CB_2-Rezeptor	Cannabinoid-2-Rezeptor
CBD	Cannabidiol
CBG	Cannabigerol
C_{max}	Konzentrationsmaximum
CYP_{450}	Cytochrom P450-System
FeV	Fahrerlaubnisverordnung
GKV	gesetzliche Krankenversicherung
IACM	International Association for Cannabinoid Medicines
LAV	Landesapothekerverband
MS	multiple Sklerose
SGB V	Fünftes Sozialgesetzbuch
ZNS	Zentralnervensystem

1 Cannabis als Medizin

Klaus Häußermann

1

Bei Cannabis denken die meisten Menschen zunächst an Rauschmittel, holländische Coffeeshops, an die Einstiegsdroge in eine Suchtkarriere und an die Verbreitung auf Schulhöfen oder den Verkauf in dunklen Unterführungen. Aber Cannabis ist erheblich mehr als ein oftmals leicht zu erhaltendes Konsummittel Jugendlicher oder jung gebliebener Erwachsener, denn Cannabis hat eine mehrere tausend Jahre alte Geschichte als Heilmittel.

1.1 Geschichte

Die Chinesen bezeichneten Cannabis vor 6 000 Jahren als göttliche Pflanze, die ihnen einerseits wertvolle, schmackhafte Nahrung, Kleidung, Fischernetze und Lampenöl lieferte und andererseits auch arzneilich genutzt wurde: als Medikament zur Behandlung gereizter Haut. Erstmals als Heilmittel erwähnt wurde es in einem dem Kaiser Shén nung zugeschriebenen Arzneibuch etwa 2700 v. Chr.

Vermutlich wurde der Gebrauch von Cannabis über zentralasiatische Nomaden in West- und Südasien verbreitet. In mehreren Wellen gelangte es zu uns nach Europa und von hier schließlich im 16. Jahrhundert durch die Spanier nach Amerika. Vorzugsweise wurde es als Nutzpflanze zur Textilherstellung verwendet, doch auch seine medizinischen Qualitäten waren bekannt.

Karl der Große machte im Jahr 812 Vorgaben zum Hanf in seiner Landgüterverordnung, aber er wurde von ihm nicht verpflichtend zum Anbau vorgegeben. Damals war es auch keinesfalls ein medizinisches Interesse, das die Pflanzen in den Fokus gestellt hätte. Sie wurde vielmehr zur Herstellung von sehr stabilen Seilen und robuster Kleidung verwendet.

Aus mittelalterlichen Rezepten ab dem 9. Jahrhundert geht hervor, dass Cannabis zu medizinischen Zwecken gebraucht wurde. Dabei bezog man sich oft auf Berichte des Militärarztes **Dioskurides** und des römischen Schriftstellers und Beamten Plinius dem Älteren aus dem 1. Jahrhundert n. Chr., wo bereits der Saft der Cannabispflanze zur Behandlung von Ohrenschmerzen, Schmerzen und Geschwüren der weiblichen Brust sowie als wirksames Gegenmittel gegen den Biss giftiger Tiere und auch als Antiaphrodisiakum beschrieben worden war. **Hildegard von Bingen** bezeichnete Hanf als heilkräftig für den Menschen, der die Verdauung fördert. Bei Kranken verstärke er die Kopfschmerzen, Gesunden schade er dagegen nicht. Wahrscheinlich bezog sich Hildegard bei ihrer Aussage, dass er Kopfschmerzen bei Kranken verstärken würde auf eine gleichlautende Angabe einer Überlieferung des großen Arztes Galen aus dem 2. Jahrhundert n. Chr. Große Bedeutung erlangte Cannabis jedoch nicht.

Die Nutzung von Cannabis als Rauschdroge begann erst sehr viel später. Es gibt Vermutungen, dass schon vor dem Beginn des Tabakrauchens in Europa Hanf geraucht wurde und dass sowohl die Kreuzfahrer im 11.–13. Jahrhundert aus dem Osten als auch später die Soldaten der napoleonischen Kriege aus Ägypten vorübergehend den Gebrauch von Haschisch einführten. Es waren andere, welche die Anwendung als Droge begründeten: kleine Gruppen von Künstlern, Wissenschaftlern und Literaten, die bspw. zum Pariser **Club des Hashischins** („Club der Haschischesser") gehörten wie etwa Victor Hugo, Alexandre Dumas und andere. Dies war Mitte des 19. Jahrhunderts und fand zu Beginn des 20. Jahrhunderts seine Fortsetzung im Südwesten der USA. Hier waren es dann mexikanisch-amerikanische Arbeiter und Jazzmusiker in New Orleans. In der zweiten Hälfte des 20. Jahrhunderts verbreitete sich dann die Nutzung als Droge von den USA aus weltweit. Intellektuelle und Jugendliche aller Schichten nutzen Cannabis nun als Droge in einer Art Gegenkultur gegen die leistungsorientierte und materialistische Zivilisation der Industrienationen.

In der ersten Hälfte des 19. Jahrhunderts waren es dann zwei europäische Ärzte, die in Asien (O'Shaughnessy) und Afrika (Aubert-Roche) wirkten und dort Erfahrungen zum therapeutischen Einsatz von Cannabis machten. Sie brachten diese Erkenntnisse schließlich zu uns.

Die Berichte von **O'Shaughnessy** und **Aubert-Roche** über die medizinische Anwendung führten schließlich dazu, dass man sich in Europa und den USA verstärkt mit dem Einsatz von **Cannabis als Medizin** beschäftigte. Mit der dritten Auflage der U.S. Pharmacopoeia fand Cannabis dann 1851 Eingang in ein Standardwerk für medizinische Zubereitungen. Ebenfalls 1851 gab es im Arzneibuch der USA eine Reihe von Erkrankungen, zu deren Therapie Cannabis empfohlen wurde. Einige wesentliche davon waren Rheuma, Nervenschmerzen, Depression, Anfallsleiden und Regelschmerzen. Die vierte Ausgabe der U.S. Pharmacopoeia führte schließlich die Herstellung von Extrakten und Tinkturen und deren Einsatzgebiete auf.

Auch in Deutschland befasste man sich Mitte des 19. Jahrhunderts verstärkt mit dem Einsatz von Cannabis. In einer Doktorarbeit wurde 1856 in Erlangen das Wissen um Cannabis zusammengefasst. Dabei wurden Chancen und Risiken dargestellt, die sich aus der Anwendung von Cannabis ergeben können und vom Autor wurde gefordert, dass ein standardisiertes Produkt zur Verfügung stehen sollte. Die medizinische Anwendung, wie auch das Wissen über den Rausch nach einer Cannabisanwendung, breitete sich danach weiter aus. Folglich gab es 1872 auch erste Regulierungen zum Verkauf. Der indische Hanf wurde der Apothekenpflicht unterstellt und per Verordnung in die Liste der Drogen und chemischen Präparate aufgenommen.

Gegen Ende des 19. Jahrhunderts waren dann Cannabispräparate in Europa und Amerika etablierte Arzneimittel. **Merck in Darmstadt** war zum führenden Hersteller von Cannabisprodukten geworden. Hier wurden ab 1882 *Cannabinum tannicum* und in den Jahren 1884 und 1889 die weiteren Produkte **Cannabinon** und **Cannabin** angeboten. Eingesetzt wurden diese Arzneimittel als Schlaf- und Schmerzmittel, als Aphrodisiakum sowie gegen Neuralgien, Rheumatismus, Hysterie, Depressionen, Delirium tremens und Psychosen.

Der Beginn des 20. Jahrhunderts war gekennzeichnet durch die Erfindung und Vermarktung von Aspirin, Chloralhydrat, Bromural, Barbituraten und Opiaten. Zusammen mit der zunehmenden Diskreditierung von Cannabis als Rausch- und Genussmittel ergab sich eine damit einhergehende Verdrängung von medizinisch eingesetztem Cannabis. Naturprodukte wurden zugunsten chemisch-synthetischer Arzneimittel zunehmend verdrängt.

1925 wurde Cannabis in das erste internationale **Opiumabkommen** von Den Haag aus dem Jahr 1912 aufgenommen, das ursprünglich nur Opium, Morphium, Heroin und Kokain umfasste. Damit wurde Cannabis diesen Substanzen rechtlich weitgehend gleichgestellt. Der Amerikaner **Harry J. Anslinger** war es dann, der die Stigmatisierung von Cannabis auslöste. Anslinger war ab den 1930er Jahren Präsident der US-amerikanischen Bundesbehörde für Betäubungsmittel und verfasste 1937 für ein amerikanisches Magazin einen Aufsatz mit dem Titel „Marihuana, Mörder der Jugend". In der folgenden Zeit wurde in Amerika vieles, das mit unkontrollierter Leidenschaft, Fanatismus, Gesetzlosigkeit und Gewalt zu tun hatte, mit dem Gebrauch von Haschisch in Verbindung gebracht. Besonnene Stimmen, wie der New Yorker Bürgermeister **LaGuardia**, nahmen diese Pauschalierung nicht hin. LaGuardia setzte eine wissenschaftliche Kommission ein, die das Auftreten von Sucht nach der Anwendung von Marihuana und den Zusammenhang mit kriminellen Handlungen untersuchen sollte. Diese kam zum Ergebnis, dass die von Anslinger gemachte Aussage zum Zusammenhang von Marihuanagebrauch und Kriminalität nicht zutreffend war.

Ende der 1940er und Anfang der 1950er Jahre beschäftigten sich schließlich wieder verschiedene Wissenschaftler mit Cannabis. 1942 wurde der aktive Inhaltsstoff von Cannabis nachgewiesen, auch wenn dessen Struktur zunächst noch nicht bekannt war. Diese Substanz wurde damals als Charas-Tetrahydrocannabinol bezeichnet, das man mit THC abkürzte. Erst später, nämlich 1964, wurde dessen chemische Struktur durch die beiden israelischen Wissenschaftler **Gaoni** und **Mechoulam** aufgeklärt. Das war der Auslöser für ein verstärkt aufflammendes Interesse an der Substanz, das sich dann um das Jahr 1990 herum durch die Entdeckung des körpereigenen Endocannabinoidsystems erheblich steigerte.

1.2 Heute

Mit der weltweit zunehmenden Akzeptanz von Cannabis als Medizin und das offenkundige Scheitern der Prohibitionspolitik im Fall von Patienten, die durch die Forschung unterstützt wurde, stieg der öffentliche Druck auf die Regierung. Eine Verfassungsbeschwerde von acht Patienten am 14. Dezember 1999 hat den Stein zur medizinischen Anwendung von Cannabis in Deutschland ins Rollen gebracht. Damit war der Weg für das Gesetz bereitet worden, welches Cannabis nun als verschreibungsfähiges Betäubungsmittel (BtM) der Anlage III führt. Die Verfassungsbeschwerde wurde von der ACM (Arbeitsgemeinschaft Cannabis als Medizin) finanziert und initiiert. Das Bundesverfassungsgericht hatte daraufhin am 20. Januar 2000 einen Beschluss veröffentlicht, nach dem Patienten bei der Bundesopiumstelle eine Ausnahmeerlaubnis beantragen können. Davon haben mehr als 100 Patienten Gebrauch gemacht. Darunter war auch ein 56-jähriger Rechtsanwalt, der an Multipler Sklerose mit schweren Symptomen litt, die sein Leben massiv beeinträchtigten. Er versuchte daher, den Einsatz des Anlage-I-BtMs Cannabis bei sich zu erwirken. Dazu beantragte er am 19. Februar 2000 beim Bundesinstitut für Arzneimittel und Medizinprodukte (BfArM) eine Erlaubnis zum Erwerb von Cannabis zu einem medizinischen Selbstversuch, von dem er sich Linderung seiner Beschwerden versprach. Im Laufe seiner Krankengeschichte hatte der Patient bereits Dronabinol als Therapeutikum versucht, welches aber nicht zu einer Besserung der Beschwerden führte und darüber hinaus sehr teuer war. Das BfArM lehnt dieses Ansinnen ab und es kam zu einem Prozess, an dessen Ende das Verwaltungsgericht (VG) Köln der Behörde Recht gab. Das Bundesverwaltungsgericht hob mit seinem Urteil vom 19. Mai 2005 jedoch den ablehnenden Bescheid des VG Köln auf und verpflichtete das BfArM zu einer erneuten Prüfung des Antrags (BVerWG 3 C 17.04).

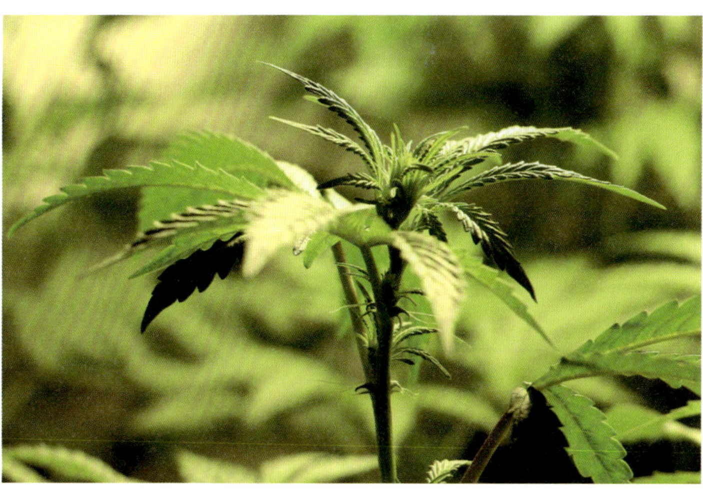

Abb. 1.1 Erste legal angebaute Cannabispflanze (Cannabis sativa) mit hohem THC-Gehalt in Deutschland 2016. Foto: Gebhardt

Dieses Urteil führte schließlich dazu, dass ein Verfahren etabliert wurde, bei welchem ein Patient eine **BtM-Erlaubnis** nach § 3 Abs. 2 Betäubungsmittelgesetz (BtMG) beantragen musste, um das verbotene Anlage-I-BtM Cannabis in einer bestimmten Apotheke erwerben zu dürfen. Damit konnte er dann eine arztgestützte Selbsttherapie durchführen. Auch die versorgende Apotheke musste eine korrespondierende BtM-Erlaubnis beantragen, um Cannabisblüten oder -extrakt in Deutschland erwerben und abgeben zu können, da sie ein solches BtM der Anlage I nicht erlaubnisfrei beschaffen darf. Der Arzt begleitete den Patienten, er musste diesem eine gutachterliche Stellungnahme verfassen, auf deren Basis dann die Bundesopiumstelle jeweils im Rahmen einer Einzelfallentscheidung prüfte, ob der Antragsteller eine solche Erlaubnis erhalten konnte. Die ersten Erlaubnisse wurden 2007 erteilt. Alleine im Zeitraum von Anfang 2011 bis Juni 2016 stellten 1.190 Patienten einen entsprechenden Antrag. Stand Januar 2017 besaßen in Deutschland etwa 1000 Personen dann eine solche Erlaubnis, die aber aufgrund der hohen Kosten vor allem der Cannabisblüten (12–24 € pro Gramm) nicht von allen auch genutzt wurde.

Nachdem mehrere Patienten auf den **Eigenanbau** von Cannabispflanzen geklagt hatten, entschied das Verwaltungsgericht Köln mit den am 22. Juli 2014 verkündeten Urteilen deren Klage positiv. Das BfArM tat sich aber aus nachvollziehbaren Gründen schwer, eine solche Erlaubnis zu erteilen. Ein Eigenanbau kann nicht vollständig kontrolliert werden und die Qualität von solchermaßen hergestellten Cannabisblüten für eine medizinische Anwendung wäre nicht sichergestellt. Die Gehalte der aktiven, wirksamkeitsrelevanten Komponenten Tetrahydrocannabinol (THC) und Cannabidiol (CBD) würden hier vermutlich erheblich schwanken und von den Anforderungen an ein qualitätskontrolliertes Medizinalcannabis erheblich abweichen. Darüber hinaus besteht eine Gefahr für die Anwender, da die Pflanzen möglicherweise auf ungeeignetem Untergrund gezogen werden und es hier zu Problemen mit der Aufnahme von Pestiziden und Schwermetallen kommen könnte, denn Cannabis ist eine Pflanze, die Schwermetalle akkumuliert.

Die Bundesregierung legte über das BfArM Revision gegen ein Urteil ein, das einem Patienten den Eigenanbau von Cannabis genehmigte (BVerWG 3 C 10.14). Sie kündigte ein entsprechendes Gesetzesvorhaben an, um hier eine für Patienten hilfreiche Lösung herbeizuführen und um eine notwendige Versorgung der Bevölkerung zu ermöglichen. Bundesregierung, Bundesrat und Bundestag beschäftigten sich folglich mit dieser nicht glücklichen Sonderregelung der Erteilung einer BtM-Erlaubnis zur Selbsttherapie durch einen Patienten. Schließlich kann man bei der hohen Zahl von durch das BfArM erteilten Ausnahmeerlaubnissen und einer weiterhin hohen Anzahl von noch offenen Anträgen keinesfalls mehr von Ausnahmen sprechen. Am Ende stand dann ein Gesetzesentwurf, der von der Bundesregierung am 28. Juni 2016 in den Bundestag eingebracht wurde und nach Lesungen im Juli 2016 und Januar 2017 im Bundestag verabschiedet wurde. Am 10. März 2017 ist nun das **Gesetz zur Änderung betäubungsmittelrechtlicher und anderer Vorschriften** in Kraft getreten und soll eine ausreichende Versorgung deutscher Patienten mit Medizinalcannabis sicherstellen, wenn Cannabis für die Behandlung einer schwerwiegenden Erkrankung eingesetzt werden soll, weil andere Mittel versagt haben.

Literatur

Aubert-Roche L. Documents et observations recueillis pendant les années 1834 à 1938, en Egypte, en Arabie, sur la Mer Rouge, en Abyssinie à Smyrne et à Constantinople, suivis d'un essai sur le Hachisch et son emploi dans le traitement de la peste. Chez just Rouvier, Paris 1840

Bundesverwaltungsgericht 19. Mai 2005, BVerwG 3 C 17.04, Aufhebung des Urteils des Verwaltungsgerichtes Köln vom 19.04.2004 (AZ VG 7 K 1979/01)

Cremer-Schaeffer P. Cannabis. Was man weiß, was man wissen sollte. 2. Aufl., Hirzel Verlag, Stuttgart 2017

Cremer-Schaeffer P. Symposium der Bundesapothekerkammer: Cannabis als Arzneimittel. Berlin 21.06.2016

Emboden WA. Cannabis in Ostasien – Ursprung, Wanderung und Gebrauch. In Völger G, von Welck K, Legnaro A. Rausch und Realität. Drogen im Kulturvergleich. Rowohlt, Reinbek b. Hamburg 1981

Gaoni Y, Mechoulam R. Isolation, structure, and partial synthesis of an active constituent of hashish. J Am Chem Soc, 86:1646–1647, 1964

Grotenhermen F. Hanf als Medizin. Ein praxisorientierter Ratgeber. 2. Aufl., Nachtschatten Verlag, Solothurn 2015

Martius G. Pharmakologisch-medizinische Studien über den Hanf. Inaugural-Abhandlung, Leipzig 1856

Moser-Schmitt E. Sozioritueller Gebrauch von Cannabis in Indien. In Völger G, von Welck K, Legnaro A. Rausch und Realität. Drogen im Kulturvergleich. Rowohlt, Reinbek b. Hamburg 1981

Müller I. Die pflanzlichen Heilmittel bei Hildegard von Bingen. Otto Müller Verlag, Salzburg 1982

O'Shaughnessy WB. On the preparation of the Indian hemp or Gunjah. Prov. Med J Retrosp Med Sci, 123: 363–369, 1843

U. S. Pharmacopeia, 3rd Edition, 1851

U. S. Pharmacopeia, 4th Edition, 1864

Verordnung, betreffend den Verkehr mit Apothekerwaaren, Fassung vom: 25.3.1872. Bekanntmachung: 9.4.1872. RGBl.1872, Nr. 11, S. 85

VG Köln, Az 7 K 4447/11, 7 K 4450/11, 7 K5217/12, 7 K 4020/10, 7 K 5203/10. Urteile vom 08.07.2014

2 Das neue Gesetz

Klaus Häußermann

2.1 Wegbereitung

Nachdem das BfArM gegen Urteile, die den Eigenanbau von Cannabis erlaubten, Berufung eingelegt hatte, wurde die Bundesregierung von einigen Abgeordneten der Oppositionsparteien befragt, was sie nun zu tun gedenke. Diese antwortete darauf am 2. April 2015 und kündigte Erleichterungen an. Im Rahmen des **Prüfungsverfahrens zur 29. Betäubungsmittelrechtsänderungsverordnung** durch den Bundesrat brachte jener dann eine Entschließung vor, welche die Bundesregierung aufforderte, ein entsprechendes Gesetzgebungsverfahren zu initiieren. Damit sollten das BtMG und die BtMVV sowie weitere Regelwerke so verändert werden, dass Patienten eine adäquate Behandlung mit Cannabis erhalten können, ohne das zuvor notwendige, sehr aufwendige Verfahren zur Erlangung einer BtM-Erlaubnis nach § 3 Abs. 2 BtMG durchlaufen zu müssen. Dies hatte Patient, Arzt, Apotheke und nicht zuletzt auch die Behörde stark gefordert.

Unter Federführung des Bundesgesundheitsministeriums hatte die Bundesregierung am 7. Januar 2016 zunächst einen Referentenentwurf eines Gesetzes zur Änderung betäubungsmittelrechtlicher und anderer Vorschriften erstellen lassen. Auf dessen Basis reichte die Bundesregierung dann am 4. Mai 2016 einen Gesetzentwurf zur Prüfung an den Bundesrat weiter. Nach Kommentierung durch diesen ging der Entwurf zunächst an die Bundesregierung zurück. Mit Datum vom 28. Juni 2016 an den Bundestagspräsidenten adressiert – nunmehr noch mit einer Kommentierung der Bundesregierung versehen – kam es dann am 7. Juli 2016 zur ersten Lesung in den Bundestag. Vom Parlament wurde er dann in verschiedene Fachausschüsse zur weiteren Überarbeitung geleitet. Nach weiteren Lesungen am 19. Januar 2017 wurde das Gesetz beschlossen und trat am 10. März 2017 in Kraft.

2.2 Was hat sich geändert

Das Wichtigste vorab: Das bisherige Verfahren des Einzelantrags eines betroffenen Patienten zum Erwerb von Cannabisblüten oder -extrakten wurde ersatzlos gestrichen. Es ist also nicht mehr erforderlich, dass ein Patient einen Arzt und eine Apotheke suchen muss, um an seine benötigte Medikation zu gelangen. Weggefallen ist der immense Aufwand des Arztes, ein Gutachten zur Notwendigkeit einer Therapie mit Cannabis zu erstellen, und keine Apotheke muss künftig für den Erwerb von Cannabisblüten oder -extrakten eine BtM-Erlaubnis beantragen. Hier entfallen daher für die Apotheke sowohl die Kosten als auch der gesamte regulatorische Aufwand: Die Beantragung der Erlaubnis, die Bestellung eines BtM-Verantwortlichen, die Halbjahresmeldungen über Erwerb, ggf. Herstellung von Zubereitungen und deren zeitweiliger Lagerung sowie über die Abgabe von Cannabis oder Blütenextrakten und vorhandene Bestände. Und letztlich wird auch die Bundesopiumstelle entlastet, denn sie muss keine zeitintensiven Einzelfallprüfungen mehr vornehmen. Dies ist zwar mit dem Wegfall von Gebühren nach der BtM-Kostenverordnung verbunden, die bisher für die Bearbeitung und Erteilung einer solchen BtM-Erlaubnis angefallen waren, doch aufgrund des Gewinns an Kapazität für andere wichtige Aufgaben dürfte das für die Behörde im Endeffekt mehr wert sein. Im Folgenden werden die Änderungen kurz erläutert.

2.3 Änderung des Betäubungsmittelgesetzes

Voraussetzung zur Herstellung von Medizinalcannabis ist die Umsetzung einer international verbindlichen Vorgabe aus dem Einheits-Übereinkommen von 1961 (Single Convention on Narcotic Drugs). In den Artikeln 23 und 28 Abs. 1 dieses Abkommens ist niedergelegt, dass der Cannabisanbau von einer staatlichen Stelle überwacht werden muss. Diese ist dann auch verpflichtet, die produzierte Menge vollständig aufzukaufen und für eine medizinische Nutzung verfügbar zu machen. Das Bundesinstitut für Arzneimittel und Medizinprodukte (BfArM) wird diese Funktion einer **Cannabisagentur** wahrnehmen. Diese Agentur wurde der Abteilung 4, Besondere Therapierichtungen und traditionelle Arzneimittel, als Fachgruppe 44 angegliedert.

Weil Cannabis, v.a. auch in Form von Blüten oder Extrakten, zuvor ein BtM der Anlage I war, durfte es von Ärzten nicht verschrieben werden. Eine Verordnung hätte für den Arzt eine Straftat dargestellt. Daher musste eine Möglichkeit geschaffen werden, Cannabis auf einem BtM-Rezept verschreibungsfähig zu machen. Somit wurde eine Umstufung von Anlage I in Anlage III bei gleichzeitiger Präzisierung der Grundbedingungen erforderlich: Die Verschreibung von Blüten oder Extrakten darf nur erfolgen, wenn diese unter Aufsicht einer staatlichen Cannabisagentur produziert wurden. Die Agentur muss dafür sorgen, dass das Medizinalcannabis in der Apotheke zur Abgabe an Patienten zur Verfügung steht. Bevor in Deutschland hergestellte Cannabisblüten und -extrakte verfügbar sind, darf auch im Ausland hergestelltes und nach Deutschland eingeführtes Cannabis von Ärzten verordnet werden – vorausgesetzt es wurde in einem Land mit einer solchen Cannabisagentur zu medizinischen Zwecken produziert und es entspricht sowohl den arzneimittelrechtlichen als auch den betäubungsmittelrechtlichen Anforderungen in Deutschland.

2.4 Änderung der Betäubungsmittel-Außenhandelsverordnung

Dieser Punkt ist für Patienten wichtig, die unter einer Cannabistherapie stehen und ins Ausland verreisen wollen oder dort beruflich unterwegs sind. Durch eine Änderung dieser Verordnung wird die erlaubnisfreie Mitnahme von Blüten oder Extrakten durch einen Patienten ermöglicht. Wie bei anderen zur Therapie eingesetzten Betäubungsmitteln kann die vom **Reisenden** benötige Medikation mitgeführt werden. Allerdings gilt auch dies nur für die Mitnahme durch den Patienten selbst, ein Mitbringen von Cannabisblüten oder -extrakten von Angehörigen oder Freunden für Patienten, die längere Zeit im Ausland leben, ist nicht erlaubt. Notwendig für die Mitnahme der Medikation ist das Mitführen des EU-weit gültigen sog. **Schengen-Formulars** gemäß Artikel 75 des Durchführungs-Abkommens, das von der im jeweiligen Bundesland zuständigen Stelle beglaubigt werden muss. Alternativ hat die Bundesopiumstelle ein weiteres Formular erstellt, das denselben Zweck erfüllt.

Vor dem Mitführen cannabishaltiger Arzneimittel ins Ausland sollte sich der Patient bei einer Botschaft oder einem Konsulat des Ziellandes erkundigen, ob es überhaupt möglich ist, mit Cannabisblüten oder -extrakten dorthin einzureisen. Andernfalls könnte er sich im betreffenden Land eines Drogenvergehens schuldig machen, obwohl er nur den persönlichen Bedarf zur Behandlung der jeweils bestehenden Erkrankung mit sich führt. Ist das nicht erlaubt, so muss er versuchen, in Absprache mit dem Arzt vorübergehend eine andere Therapie durchzuführen oder er sieht von der Reise ab. Möglicherweise kann bei der Prüfung zur Mitnahme von Cannabis auch das Portal Indro e. V. Hilfe leisten und Auskünfte erteilen, auch wenn es dort vorrangig um das Reisen von Substitutionspatienten geht. Diese Organisation findet sich im Internet unter www.indro-online.de/laender.htm.

2.5 Änderung der Betäubungsmittel-Verschreibungsverordnung

Nachdem Cannabisblüten und -extrakte durch das Gesetz vom Status eines BtM der Anlage I in den Status III überführt wurden, steht einer Verordnung jetzt nichts mehr im Wege. Als **Höchstmenge** von Cannabisblüten zur Verschreibung in 30 Tagen wurden 100 Gramm ohne Beschränkung auf eine bestimmte Sorte festgelegt. Es steht einem Arzt auch frei, mehrere Sorten gleichzeitig zu verschreiben, wenn dies für eine adäquate Therapie erforderlich ist. Abgebildet ist das im neu eingeführten Punkt 2a.

Der bisherige Punkt 2a rutscht auf die Position 2b. Hier steht Cannabisextrakt (bezogen auf den Δ^9-Tetrahydrocannabinolgehalt) und gemeint ist damit ein Extrakt aus der Blüte mit einer Verschreibungshöchstmenge von 1 000 mg innerhalb von 30 Tagen. Werden also Cannabisblüten über die Vorgaben zur Herstellung von Medizinalcannabis hergestellt, so darf künftig auch ein aus den Blüten gewonnener Extrakt verschrieben werden, wenn dessen Gehalt an THC bestimmt und mitgeteilt wird. In der Vergangenheit hatte diese Position die Verschreibungsbasis für **Sativex**® dargestellt.

Bei einem höheren Bedarf können für Extrakte und Blüten die vorgegebenen Höchstmengen der beiden Positionen Cannabisblüten und -extrakte unter Verwendung des **Ausnahmekennzeichens** „A“ überschritten werden.

2.6 Änderung des Fünften Buchs Sozialgesetzbuch

Ein wesentlicher Kritikpunkt war, dass sich sozial schwächere Patienten oftmals den Kauf des für sie notwendigen Arzneimittels trotz einer bestehenden BtM-

Erlaubnis nicht leisten konnten. Darauf hatte der Leiter der Bundesopiumstelle, Dr. Peter Cremer-Schaeffer, im Rahmen des am 21. Juni 2016 in Berlin abgehaltenen Symposiums der Bundesapothekerkammer zu „Cannabis als Medizin" deutlich hingewiesen. Im Gegensatz dazu stellte der Erwerb von Cannabis für vermögende Patienten kein Problem dar. Dies führe zu einer nicht hinnehmbaren Zwei-Klassen-Gesellschaft, die es aufzulösen gelte. Alle Patienten, für die Medikamente auf Cannabisbasis eine Therapiealternative sind, sollten diese auch nutzen können.

Daher mussten Änderungen am § 31 des Fünften Buchs Sozialgesetzbuch (SGB V) vorgenommen werden, damit gesetzlich versicherten Patienten eine Cannabistherapie zulasten der Krankenkasse und ohne hohe eigene Kosten zur Verfügung steht. Dazu wurde diesem Paragrafen ein **neuer Absatz 6** angefügt, der Versicherten einen Anspruch auf die Versorgung mit Cannabis in Form von getrockneten Blüten oder Extrakten in standardisierter Qualität gewährleisten soll, aber auch auf die Versorgung mit Arzneimitteln mit den Wirkstoffen Dronabinol und Nabilon zubilligt.

Dieser Anspruch wurde so definiert, dass eine Verordnung zulasten der GKV dann erfolgen darf, wenn eine bei der jeweiligen Erkrankung erforderliche Leistung nicht zur Verfügung steht oder im Einzelfall nach der begründeten Einschätzung des behandelnden Arztes unter Abwägung der möglichen Nebenwirkungen und unter Berücksichtigung des Krankheitszustands des jeweiligen Patienten nicht zur Anwendung kommen kann. Dies ist zum Beispiel der Fall, wenn andere pharmakotherapeutische Maßnahmen nicht oder nicht ausreichend wirksam waren oder deren Einsatz dem Patienten nichts nutzen, vielleicht sogar eher schaden würde und gleichzeitig eine tatsächliche Aussicht besteht, dass man mit Cannabis einen positiven therapeutischen Effekt erzielen kann. Der behandelnde Arzt übermittelt dann Angaben zum Einsatz der cannabisbasierten Arzneimittel im Rahmen einer nichtinterventionellen Begleiterhebung in anonymisierter Form an das Bundesinstitut für Arzneimittel und Medizinprodukte (BfArM). Er muss den Patienten darüber in Kenntnis setzen. Ziel dieser Berichte ist es, Informationen über die Anwendungsmöglichkeiten von Cannabis zu erlangen, die dann später in Richtlinien des Gemeinsamen Bundesausschusses nach § 92 SGB V einfließen sollen. Näheres hierzu in ▸ Kap. 3 Erstattungsfähigkeit.

2.7 Änderung des Grundstoffüberwachungsgesetzes (GÜG)

Hier wurde eine Anpassung der Strafvorschrift des § 19 GÜG an eine EU-Verordnung des Europäischen Parlaments und des Rates vom 20. November 2013 zur Änderung einer Verordnung betreffend Drogenausgangsstoffe und einer weiteren Verordnung zum Handel mit Drogenausgangsstoffen zwischen der Gemeinschaft und Drittländern angepasst. Eine direkte Auswirkung auf den Bereich der Apotheke oder der Ärzteschaft ist nicht gegeben; daher wird in diesem Rahmen darauf nicht weiter eingegangen. Hierbei handelt es sich eher um eine ordnungspolitische Korrektur von Vorschriften.

Literatur

Drucksache BT 18/4315 vom 10.03.2015, Kleine Anfrage der Fraktion Die Linke; Angekündigte Erleichterungen bei der Behandlung mit Cannabis als Medizin

Drucksache BT 18/4539 vom 02.04.2015, Antwort der Bundesregierung, Angekündigte Erleichterungen bei der Behandlung mit Cannabis als Medizin

Drucksache BR 135/15 vom 08.05.2015, Zustimmung zur neunundzwanzigsten Verordnung zur Änderung betäubungsmittelrechtlicher Vorschriften und Entschließung zur BT-Drucksache 18/4539

VG Köln, Az 7 K 4447/11, 7 K 4450/11, 7 K5217/12, 7 K 4020/10, 7 K 5203/10. Urteile vom 08.07.2014

2

3 Erstattungsfähigkeit von cannabisbasierten Arzneimitteln

Klaus Häußermann

Artikel 4 des neuen Gesetzes sieht eine Änderung des SGB V vor, um die Erstattung zu regeln. Dort wird die Neufassung des § 31 ausgeführt. Diesem Paragrafen wird ein Absatz 6 angefügt, der gesetzlich Versicherten mit einer schwerwiegenden Erkrankung einen Anspruch auf die Versorgung mit Cannabis in Form von getrockneten Blüten oder Extrakten in standardisierter Qualität und auf die Versorgung mit den Arzneimitteln Dronabinol und Nabilon zubilligt. Die Voraussetzungen für eine Erstattung zulasten der gesetzlichen Krankenversicherung sind in den Punkten eins und zwei dieses Absatzes ausgeführt. Hierbei geht es sowohl um die Erstattung von Cannabisblüten als auch von -extrakten. Zusätzlich sind hier auch noch die Positionen Dronabinol und Nabilon in der Anlage III des BtMG für eine Erstattung mit einbezogen.

3.1 Voraussetzungen für die Erstattung

Die erste Voraussetzung zur Verschreibung eines cannabisbasierten Arzneimittels ist, dass eine allgemein anerkannte, dem medizinischen Standard entsprechende Leistung entweder

1. nicht zur Verfügung steht oder
2. im Einzelfall nach der begründeten Einschätzung des Arztes unter Abwägung der zu erwartenden Nebenwirkung und unter Berücksichtigung des Krankheitszustands des Versicherten nicht zur Anwendung kommen kann.

Dies bedeutet, dass der Patient entweder erfolglos mit anderen Arzneimitteln oder sonstigen therapeutischen Methoden behandelt wurde oder dass der Arzt mit den eventuell noch verfügbaren und bisher noch nicht angewendeten Leistungen eher Nachteile für den Patienten sieht, die beim Einsatz von cannabisbasierten Arzneimitteln nach seiner Einschätzung nicht zu erwarten sind.

Zum Zweiten soll eine nicht ganz entfernt liegende Aussicht auf eine spürbar positive Einwirkung auf den Krankheitsverlauf oder auf schwerwiegende Symptome bestehen. Damit ist nicht gemeint, dass es wissenschaftliche Daten zur Verwendung von cannabisbasierten Medikamenten bei einer bestimmten Indikation geben muss. Die beobachteten therapeutischen Wirkungen beim jeweiligen Patienten sind ausreichend.

Vor der erstmaligen Verschreibung von cannabisbasierten Arzneimitteln für einen GKV-Patienten muss eine Genehmigung der Krankenkasse eingeholt werden, die diese nur in begründeten Fällen ablehnen darf. Die Entscheidung über die Kostenerstattung muss spätestens bis zum Ablauf von 3 Wochen nach Antragseingang erfolgen. Wird von der Krankenkasse eine gutachterliche Stellungnahme eingeholt (zum Beispiel vom Medizinischen Dienst der Krankenkassen), so muss diese Entscheidung binnen 5 Wochen vorliegen. Handelt es sich um die geplante Verschreibung eines cannabisbasierten Arzneimittels im Rahmen der spezialisierten ambulanten Palliativversorgung, so muss aufgrund der hier bestehenden Dringlichkeit über den Antrag auf Genehmigung innerhalb von 3 Tagen nach Antragseingang entschieden werden.

Die Verordnung eines cannabisbasierten Arzneimittels bei erstmaliger Konsultation des Arztes als erste Therapieoption zulasten der GKV ist nicht zulässig. Ein sofortiger Therapiebeginn etwa mit Cannabisblüten kann allenfalls durch Ausstellung eines Privatrezepts erfolgen, bis ein eventuell gestarteter Genehmigungsprozess auf Kostenübernahme durch die Krankenkasse abgeschlossen ist. Dabei muss der Patient sein Arzneimittel in der Zwischenzeit jedoch selbst bezahlen.

Das Bundesinstitut für Arzneimittel und Medizinprodukte (BfArM) führt eine 60 Monate laufende nichtinterventionelle Begleiterhebung zum Einsatz cannabisbasierter Arzneimittel durch. Dazu muss der Arzt Angaben zur Therapie in anonymisierter Form an das BfArM übermitteln und er muss den Patienten über diesen Umstand informieren. Diese Daten dürfen nur zum Zweck der wissenschaftlichen Begleiterhebung verarbeitet und genutzt werden. Eine Zuordnung zu einem konkreten Patienten und Arzt sowie der Indikation und Medikation des Patienten ist nicht möglich und auch nicht vorgesehen.

Das Bundesgesundheitsministerium erarbeitete dazu eine Verordnung, die Näheres zum Datenumfang, zur Erstellung und Übermittlung des Erhebungsbogens, zur Information der Patienten und zur Datenerfassung durch den Vertragsarzt sowie die Übermittlung der Daten an das BfArM regelt. Die Verordnung wurde am 29. März 2017 im Bundesgesetzblatt veröffentlicht.

Auf der Grundlage dieser Begleiterhebung entscheidet der Gemeinsame Bundesausschuss dann innerhalb von 6 Monaten nach Übermittlung der Ergebnisse über das weitere Vorgehen in Bezug auf die Leistungsgewährung in den Richtlinien nach § 92 Absatz 1 Nr. 6 SGB V. Der Studienbericht wird auf der Homepage des BfArM veröffentlicht.

Für Versicherte von **privaten Krankenversicherungen** stellt sich die Situation nach Auskunft des Verbandes der Privaten Krankenversicherung im Regelfall einfacher dar. Demnach würden diese Versicherungen die betreffenden Rezepte vergüten, ohne dass es dort zuvor eine spezielle Prüfung wie bei der GKV gibt. Gemäß der Musterbedingungen 2009 für die Krankheitskosten und Krankenhaustagegeldversicherung des Verbandes der Privaten Krankenversicherungen (MB/KK 2009) übernimmt der Versicherer für Methoden und Arzneimittel, die sich in der Praxis als ebenso erfolgversprechend bewährt haben oder die angewandt werden, weil keine schulmedizinischen Methoden oder Arzneimittel zu Verfügung stehen, die Kosten (§ 4 Abs. 6 MB/KK 2009). Hier hängt es allerdings noch davon ab, ob der Patient einen Tarif gewählt hat, bei dem eine solche pflanzliche Zubereitung erstattungsfähig ist.

In der Praxis zeigte sich jedoch, dass das nicht immer so praktiziert wird. Daher sollte auch hier vor Beginn einer Therapie hier die Kostenübernahme geklärt werden.

Bei der Verschreibung von Cannabisblüten, -blütenextrakten, Dronabinol oder Canemes® (Nabilon) empfiehlt es sich, eine Kostenzusage der Krankenkasse einzuholen, sollten die erforderlichen Behandlungskosten voraussichtlich eine bestimmte **Obergrenze** überschreiten. Daher sollte sich der Patient eventuell vor dem Beginn einer Behandlung mit einem cannabisbasierten Arzneimittel mit seiner Versicherung in Verbindung setzen und dies klären. Im Rahmen der Anhörung des nun in Kraft getretenen Gesetzes hatte der Verband der privaten Krankenversicherungen in einer Stellungnahme vom 19. September 2016 eine Kostenübernahme grundsätzlich bejaht.

Literatur

BGBL Jahrgang 2017 Teil I Nr. 14 ausgegeben zu Bonn am 29. März, Verordnung über die Begleiterhebung nach § 31 Absatz 6 des Fünften Buches Sozialgesetzbuch (Cannabis – Begleiterhebung – Verordnung – CanBV)

Cyran W (Begr.), Rotta C (Hrsg.). Apothekenbetriebsordnung – Kommentar. 1 Akt. lfg. zur 5. Aufl., Deutscher Apotheker Verlag, Stuttgart 2017

Drucksache BT 18/4539 vom 02.04.2015; Antwort der Bundesregierung auf die kleine Anfrage der Abgeordneten Frank Tempel, Jan Korte, Matthias W. Birkwald, weiterer Abgeordneter und der Fraktion DIE LINKE – Drucksache 18/4315–2015

Drucksache BT 18/8965 vom 28.06.2016, Gesetzentwurf der Bundesregierung. Entwurf eines Gesetzes zur Änderung betäubungsmittelrechtlicher und anderer Vorschriften. 2016

Single Convention on Narcotic Drugs, 1961

3

4 Wer darf verschreiben?

Klaus Häußermann

Damit Cannabis verschrieben werden darf, mussten sowohl die Betäubungsmittel-Verschreibungsverordnung (BtMVV) als auch das Betäubungsmittelgesetz (BtMG) geändert werden.

Cannabishaltige Arzneimittel dürfen nur von Ärzten, nicht aber von Zahnärzten und Tierärzten verschrieben werden. Daher wurde § 2 der BtMVV geändert und die Liste der zulässigen Betäubungsmittel erweitert. Hier ist nun im Absatz 1 eine neue Position 2a eingefügt worden. Dort ist aufgeführt, welche Menge an Cannabisblüten in einem Zeitraum von 30 Tagen verordnet werden darf. Das bisher an dieser Stelle angeführte BtM rutscht eine Position nach hinten. Die §§ 3 (Verschreiben durch Zahnärzte) und 4 (Verschreiben durch Tierärzte) der BtMVV wurden insofern verändert, als dort das nach BtMG verschreibungsfähige Cannabis durch diese beiden Therapeutengruppen von der Verordnung explizit ausgeschlossen wird. Beiden Gruppen steht also Cannabis auch künftig nicht für eine Therapie zur Verfügung. Der Text zur Änderung des § 2 „Verschreiben durch einen Arzt" lautet folgendermaßen:

2a. Cannabis in Form von getrockneten Blüten 100 000 mg

Anzumerken ist dabei, dass der Gesetzgeber ausdrücklich Cannabisblüten genannt hat und sich nicht etwa auf Sorten mit individuellen Grenzen festgelegt hat. Dies ist deshalb sinnvoll, weil es abhängig von der zu behandelnden Erkrankung erforderlich werden kann, dass ein Patient an einem Tag zu unterschiedlichen Tageszeiten unterschiedliche Sorten einnehmen soll: bspw. morgens eher eine THC-reiche und abends eher eine THC-arme, dafür CBD-reiche Sorte. Es ist sogar möglich, dass eine Mischung mehrerer Sorten benötigt wird, um eine bestehende Krankheit adäquat zu behandeln.

§ 2 BtMVV in seiner nunmehr gültigen Form erlaubt es allen approbierten Ärzten, Betäubungsmittel zu verordnen. Somit können künftig Ärzte aller Fachrichtungen Cannabis in verschiedenen Varianten verschreiben. Sie haben damit eine weitere Therapieoption, falls andere Arzneistoffe keine ausreichende Besserung bewirken oder zu nebenwirkungsbehaftet sind. Es spielt dabei keine Rolle, ob der Arzt eine Kassenzulassung besitzt oder privatärztlich tätig ist. Eine Cannabis-Verschreibung ist also keinesfalls auf bestimmte Ärztegruppen begrenzt: Ärzte aller Fachrichtungen dürfen Cannabis verschreiben, wobei aber für GKV-Patienten die Modalitäten des erweiterten § 31 SGB V zu beachten sind.

Eine Differenzierung beziehungsweise Einschränkung der Verordnungsfähigkeit könnte sich über das Thema Erstattung durch die Krankenkassen, nicht aber aus dem Verordnungsausschluss bestimmter Ärzte oder Ärztegruppen ergeben. Das Verhalten der Krankenkassen in diesem Punkt ist derzeit noch unklar. Weiteres dazu findet sich in ▸ Kap. 3 Erstattungsfähigkeit.

Literatur

BGBl Jahrgang 2017 Teil I Nr. 14, ausgegeben zu Bonn am 29. März, Verordnung über die Begleiterhebung nach § 31 Absatz 6 des Fünften Buches Sozialgesetzbuch (Cannabis-Begleiterhebungs-Verordnung – CanBV)

Drucksache BT 18/8965 vom 28.06.2016, Gesetzentwurf der Bundesregierung. Entwurf eines Gesetzes zur Änderung betäubungsmittelrechtlicher und anderer Vorschriften. 2016

5 Offizinelles Cannabis

Klaus Häußermann

5.1 Biologie von Cannabis

5.1.1 Cannabis sativa

Komplizierte Taxonomie

Cannabis ist eine Gattung innerhalb der Familie Cannabaceae (Hanfgewächse), zu welcher auch die Gattung Hopfen zählt. Lange Zeit war unklar, ob Cannabis aus nur einer oder aus mehreren Arten besteht. In wissenschaftlichen Arbeiten wurden zeitweilig 15 vermeintlich verschiedene Cannabisarten genannt. Schultes et al. postulierten 1974 aufgrund morphologischer Eigenschaften, dass die Gattung Cannabis aus den **drei Arten** *Cannabis sativa, indica* und *ruderalis* bestehen würde. Andere sahen Cannabis sativa als einzige Art und andere Arten als Unterart von *C. sativa* an. Eine bei Turner et al. (1980) zitierte Gruppe von Wissenschaftlern gelangte 1976 zur Überzeugung, dass es die vorliegenden Daten unmöglich machen würden, die Gattung Cannabis zu untergliedern. Die Frage, ob es wirklich nur eine oder mehrere Arten gibt, bzw. ob die als eigene Arten angegebenen nur Unterarten von *C. sativa* sind, war schon Gegenstand gerichtlicher Auseinandersetzungen und ist teilweise bis heute ein Streitpunkt unter Botanikern und Taxonomen. Andererseits führt The Plant List (theplantlist.org) – eine sich auf die international gültige und verbindliche Kew-Liste der Artnamen beziehende Übersicht – *Cannabis sativa* als akzeptierte Art und alle anderen als Synonyme.

Erscheinungsformen

Die einjährige medizinisch genutzte Cannabispflanze ist diözisch, also zweigeschlechtlich **zweihäusig**: es gibt weibliche und männliche Pflanzen, und somit Pflanzen, die entweder weibliche oder männliche Blüten tragen.

■ **MERKE** Verwendet werden nur die weiblichen Blüten, da nur sie das gewünschte Tetrahydrocannabinol (THC) in relevanten Mengen enthalten.

Unter ungünstigen Wachstumsbedingungen können die Pflanzen jedoch auch Blüten des anderen Geschlechts hervorbringen. In der Pflanzenzucht macht man sich dies zunutze und behandelt weibliche Exemplare mit Gibberelinsäure oder Silbernitrat. Nach der Bildung männlicher Blüten an einer weiblichen Pflanze erfolgt eine Selbstbestäubung. Bei der Samenbildung wird also für eine Feminisierung gesorgt: die so erzeugten Samen tragen ausschließlich weibliche Chromosomensätze. Einhäusige (monözische) Sorten von Cannabis gibt es auch, sie finden jedoch nur als **Nutzhanf** Anwendung.

Auch wenn aktuell die Meinung besteht, dass die Gattung Cannabis als monotypisch anzusehen ist, also nur die eine Art *C. sativa* enthält, so werden im wissenschaftlichen wie auch populärwissenschaftlichen Bereich oftmals drei Arten unterschieden, nämlich neben *C. sativa* noch *Cannabis indica* und *Cannabis ruderalis* (○ Abb. 5.1). Grundlage für diese Untergliederung scheinen aber wohl eher das geografische Vorkommen oder die Erscheinungsform der betreffenden Pflanze zu sein. Die Bezeichnung *C. sativa* findet sich in den Species Plantarum von Carl von Linné, sie geht aber vermutlich auf das Herbarium des deutschen Botanikers Fuchs aus dem Jahre 1543 zurück. *C. sativa* ist gekennzeichnet durch lange, schmal gezackte Blätter mit einem längeren Stil und einen hohen Wuchs, der in der Natur bis zu einer Größe von 7 m führen kann. Diese Art hat eine Reifezeit von 8–15 Wochen. Ihr Geruch wird als süßlich und würzig beschrieben. Aus *C. sativa* wurde bisher am häufigsten Marihuana gewonnen. Anwender im nichtmedizinischen Bereich beschreiben die Wirkungen von *C. sativa* mit dem Begriff „high", womit ausgesagt wird, dass hier eher eine psychedelische und kreativitäts- oder auch konzentrationsfördernde Wirkung im Sinne einer Stimulierung eintritt.

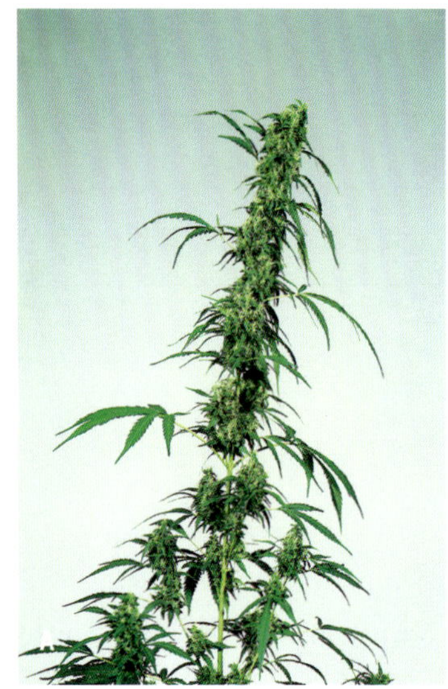
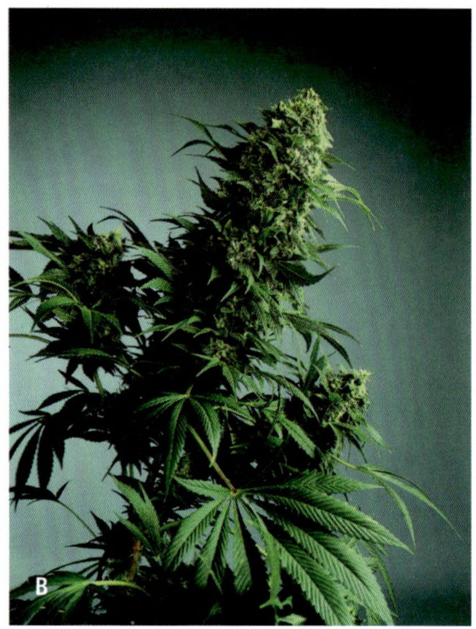
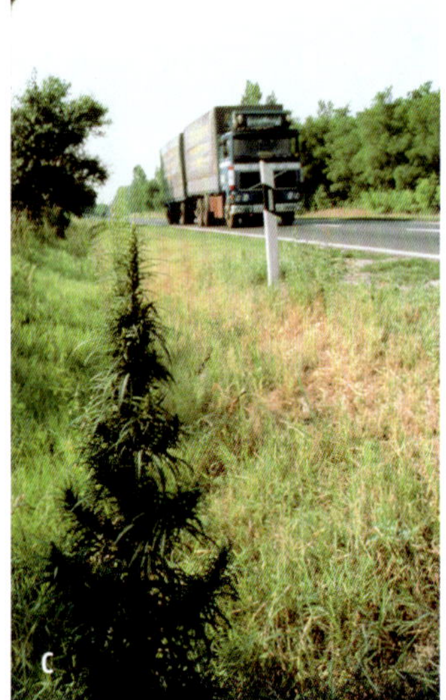

Abb. 5.1 A Cannabis sativa, B Cannabis indica, C Cannabis ruderalis. Quelle: Collection Hash Marihuana & Hemp Museum. Amsterdam/Barcelona

5.1.2 Cannabis indica

Der französische Botaniker Lamarck führte dann die weitere Art *C. indica* ein. Er hatte Pflanzen aus Indien kommen lassen, die sich von der Gestalt her von der Art *Cannabis sativa L.* unterschieden: sie haben eine andere Form von Blättern, Stamm und Sexualorganen. Diese Pflanze ist niedriger (meist unter 2 m), gedrungener, buschiger und ihre Blätter sind breiter und haben einen dickeren Stiel. *C. indica* hat einen in zwei Phasen gegliederten **Lebenszyklus**. Eine Wachstumsphase, wenn die Tage lang und die Nächte kurz sind. Dies ist die lange Fotoperiode und hier findet das Längen- und Breitenwachstum statt. Werden dann die Tage kürzer und die Nächte länger (kurze Fotoperiode), so löst die Pflanze ihre Blütephase aus: Längen- und Breitenwachstum werden zugunsten des Wachstums der Fortpflanzungsorgane eingestellt oder zumindest erheblich vermindert. Um *C.-indica-Sorten* zum Blühen zu bringen, werden bei der Kultur beide Phasen benötigt. *C. indica* reift schneller als *C. sativa* und blüht etwa 6–9 Wochen. Diese Art diente bisher vorzugsweise der Gewinnung von **Haschisch**. Anwender von *C.-indica-Sorten* beschreiben die Wirkung eher mit „stoned" oder damit, dass diese ein „Downer" wäre, weil hier eine mehr auf den Körper ausgerichtete Wirkung (Sedierung, Entspannung) auftritt. Früher wurde dies mit einem höheren Gehalt an Cannabidiol (CBD) in Verbindung gebracht. Heute geht man jedoch eher davon aus, dass auch Terpene (u. a. Myrcen) synergistisch zu diesem Effekt beitragen (**Entourage-Effekt**).

5.1.3 Cannabis ruderalis

Die *C.-ruderalis*-Art ist eine wild wachsende, eher kleinwüchsige Pflanze und in ausgewachsenem Zustand oft nur 30–80 cm hoch. Sie blüht deutlich früher als die beiden anderen Arten und bildet nur wenig THC. Diese Pflanze stammt aus kälteren Gebieten wie Russland und Zentralasien und ist daher auch an eher raues Klima angepasst. *C. ruderalis* besitzt eine Besonderheit: Sie kann dem individuellen Alter einer Pflanze gemäß blühen und sich vermehren. Dies sogar unabhängig von der jeweiligen Fotoperiode, in welcher sie wächst. Sie ist also weniger abhängig von Phasen der Beleuchtung. Bei vielen blühenden Pflanzen lösen Veränderungen der Umweltbedingungen wie die Veränderung der Sonnenstunden die Bildung von Blüten aus. Wenn eine Pflanze von sich aus die Bildung von Blüten induzieren kann, so wird das als **Fotoperiode-insensitiv** bezeichnet, man verwendet hier teilweise auch den Begriff **Auto-Flowering**. Hier ist *C. ruderalis* ein Prototyp: Hat die individuelle Pflanze ein bestimmtes Reifestadium erreicht, bspw. die Ausbildung des 5. bis 7. Blätterpaares nach etwa 5–7 Wochen, so beginnt sie, unabhängig von der Fotoperiode, Blüten zu bilden. Diese werden dann so lange erzeugt, bis die Pflanze durch Umwelteinflüsse, wie etwa einem Wintereinbruch mit tiefen Temperaturen, abzusterben beginnt. Dagegen bilden andere Cannabisarten Blüten und sterben nach der Blütephase ab, sofern sie nicht durch eine entsprechende Fotoperiode wieder in den Wachstumszyklus zurückkehren. Der komplette Lebenszyklus vom Keimen des Samens bis zur eigenen Samenbildung ist bei *C. ruderalis* mit etwa 10 Wochen extrem kurz. Andere Pflanzen benötigen dazu oft 12–14 Wochen. Diese Art wurde von Züchtern verwendet, um Gene für ein früheres Blühen in die andern Arten *C. sativa* und *C. indica* einzukreuzen.

5.1.4 Medizinalcannabis

Medizinisch genutzte Cannabissorten sind heute Hybride, bei denen in *Cannabis sativa* durch Einkreuzen von *C. indica* und *C. ruderalis* bestimmte Eigenschaften erzeugt werden. Dies sind zum einen bestimmte Gehalte an THC und CBD, um die Blüten in bestimmten Indikationen einsetzen zu können. Zum anderen lassen sich auch ein schnelleres und gleichmäßigeres Wachstum, ein vermindertes Längenwachstum, die Induktion und Verlängerung der Blütezeit und die Menge an Blüten durch geeignete Kreuzungen beeinflussen. Für die Kultur von Medizinalcannabis ist es neben den stabilen Gehalten der wirksamkeitsvermittelnden Cannabinoide von erheblicher Bedeutung, dass die Pflanzen auch in betriebswirtschaftlicher Hinsicht optimiert werden, indem sie für Wachstum und Blüte nicht unnötig viel Nährstoffe, Wasser und zuletzt auch Energie verbrauchen.

Cannabis bildet in einem Ausmaß wie keine andere Pflanze **Cannabinoide**, Terpenphenole, von denen über 100 verschiedene bekannt sind. Dieser Sachverhalt wurde genutzt, um die chemotypische Diversität verschiedener Cannabisarten oder -sorten zu untersuchen und damit Pflanzen auch besser charakterisieren und differenzieren zu können. Small und Beckstead haben 1973 dazu eine erste systematische Untersuchung veröffentlicht, bei der sie die Unterschiede in der Cannabinoid-Zusammensetzung betrachteten. Sie berichten dabei von drei Gruppen chemischer Phänotypen, die sie **Chemotypen** nennen:

- Chemotyp I ist gekennzeichnet durch einen THC-Gehalt von >0,3 % und einen CBD-Gehalt von <0,5 %.
- Beim intermediären Chemotyp II ist CBD das dominante Cannabinoid, es kommt dort aber auch THC vor.
- Der Chemotyp III weist besonders niedrige THC-Gehalte auf.

Es wurde angenommen, dass diese verschiedenen Chemotypen hauptsächlich geographischen Ursprungs sind, allerdings wurden keine weiteren Studien zum Einfluss von Erbgang oder Umwelt durchgeführt. Später wurde dann noch ein vierter Chemotyp identifiziert, der sich durch sehr niedrige Gehalte von THC und CBD, aber dafür durch **Cannabigerol** (CBG) als das wesentliche Cannabinoid auszeichnete.

Fast zwanzig Jahre später (1992) zeigte eine andere Arbeitsgruppe um de Meijer, dass zur selben Population gehörende Pflanzen völlig unterschiedliche CBD/THC-Verhältnisse aufweisen können. Dies ist im Hinblick auf eine medizinische Nutzung von großer Bedeutung: Wenn eine bestimmte Sorte mit gewünschten Gehalten an THC und CBD zur therapeutischen Anwendung kommen soll, so muss durch geeignete Kulturbedingungen sichergestellt sein, dass diesbezüglich keine Abweichungen auftreten und die Pflanzen stabil wachsen. Arzt und Patient müssen sich auf die zugesagten Cannabinoidgehalte verlassen können, wesentliche Abweichungen dürfen nicht auftreten. Eine holländische Gruppe um Hazekamp (ehemaliger Mitarbeiter des durch die niederländische Cannabisagentur lizenzierten Unternehmens Bedrocan BV) konnte mit ihren Arbeiten aus den Jahren 2012 und 2016 zeigen, dass es möglich ist, verschiedene Sorten aufgrund einer vorherigen Selektion nach den Gehalten an THC und CBD unter kontrollierten Bedingungen dauerhaft und stabil zu vermehren.

Eine andere Art der Unterscheidung und damit **Klassifizierung** findet man heute auch in der Literatur: Hier wird einerseits in Sorten, die eher als Quelle für Drogen (medizinisch oder auch als Rauschmittel) gelten und in andere, die zur Fasergewinnung genutzt werden. Im ersten Fall wird dann meist von Cannabis, im zweiten von Hanf (engl. Hemp) gesprochen. Faserhanf muss dabei einen THC-Gehalt haben, der so niedrig ist, dass man diese Pflanzen nicht für Rauschzwecke nutzen bzw. missbrauchen kann (max. 0,2 %).

5.2 Toxizität

Die akute Toxizität von THC ist gering. Die LD_{50} bei Ratten nach oraler Gabe von THC lag bei 800–1 900 mg/kg Körpergewicht und war unter anderem abhängig vom Geschlecht der Tiere und deren Belastung. Bei Untersuchungen mit Hunden und Affen gab es selbst bei THC-Dosen von bis zu 3 000 mg/kg bzw. 9 000 mg/kg Körpergewicht keine substanzbedingten Todesfälle. Eine **letale Toxizität** beim Menschen konnte nicht nachgewiesen werden. Barbara Koppel und Kollegen führen aus, dass selbst bei Freizeitanwendern von zunehmend hochpotenteren Sorten Marihuana keine Todesfälle zu berichten sind und führen das möglicherweise auf ein Fehlen von Endocannabinoid-Rezeptoren im Hirnstamm zurück.

Auch die **Langzeitanwendung** von THC bei Mäusen und Ratten, die unterschiedliche THC-Dosen erhielten (von 12,5–500 mg/kg Körpergewicht), ging nicht mit einer erhöhten Mortalität einher. Von den über einen Zeitraum von 2 Jahren mit 50 mg/kg Körpergewicht behandelten Tieren überlebten sogar mehr der mit THC behandelten Tiere (70 %) als aus der Gruppe der unbehandelten (45 %). Die Autoren vermuteten, dies könne mit einer in der THC-Gruppe verminderten Inzidenz für Tumorerkrankungen zusammenhängen.

Wie den Ausführungen von Cremer-Schaeffer in dessen Buch „Cannabis, was man weiß, was man wissen sollte“ (2016) zu entnehmen ist, kann Cannabis im Vergleich mit Alkohol, Nikotin (Rauchen) und Heroin im Hinblick auf die Aspekte direkte Folgen der Anwendung, langfristige gesundheitliche Folgen, Abhängigkeit und Fremdgefährdung von der rein wissenschaftlichen Betrachtung als eine eher ungefährliche Droge angesehen werden.

5.3 Monographien und Rezepturvorschriften

Vorausschickend soll hier kurz auf die Begriffe Cannabis und auf THC eingestellte Cannabisextrakte sowie die Reinstoffe Dronabinol (= THC) und Nabilon und deren Klassifizierung im BtMG eingegangen werden. Das schließt eine mögliche Verwirrung aus, wenn in diesem Buch von „auf THC eingestellten Cannabisextrakten“ (= Vollextrakten) gesprochen wird.

Cannabisblüten und ein aus ihnen gewonnener Extrakt waren bisher BtM der Anlage I und damit weder verkehrs- noch verschreibungsfähig. Ein verkehrsfähiges BtM der Anlage II war Cannabis nur dann, wenn es zur Herstellung eines nach Anlage III verkehrs- und verschreibungsfähigen Fertigarzneimittels verwendet wird; gemeint ist damit Sativex® (Nabiximol, auch Nabiximols bezeichnet, eine Kombination aus THC und CBD im Verhältnis von etwa 1:1). Das reine THC (mit der INN-Bezeichnung **Dronabinol**) war hingegen wie auch das synthetisch hergestellte **Nabilon** ein BtM der Anlage III und damit verkehrs- und verschreibungsfähig. Künftig sind auch **Cannabisextrakte**, die THC (> 0,2 %) sowie Cannabidiol (CBD) und weitere Cannabinoide enthalten, verkehrs- und verschreibungsfähige BtM der Anlage III. Die Bionorica ethics GmbH plant einen standardisierten, Monographie-konformen Cannabisextrakt auf den Markt zu bringen.

Die Verschreibung von **Sativex®** war bisher durch zwei Regelungen möglich: Zum einen durch die Vorgabe im BtMG, dass Cannabis dann verschreibungsfähig ist, wenn es als Fertigarzneimittel zugelassen ist und zum anderen durch § 2 Abs. 1 Nr. 2a BtMVV, in dem vorgegeben wurde, dass Ärzte bis zu 1 000 mg THC als Bestandteil eines Cannabisextrakts verschreiben dürfen. Der Cannabisblütenextrakt von Bionorica ethics GmbH ist jedoch kein zugelassenes Fertigarzneimittel und durfte damit nicht verordnet werden.

5.3.1 Monographien

Seit 2001 ist die Monographie des Betäubungsmittels **Dronabinol** (D-100) im DAC/NRF gelistet. Sie wird schon lange im Rahmen der Herstellung eines Rezepturarzneimittels genutzt. Für den nicht den BtM-Regularien unterstellten Stoff **Cannabidiol** gibt es seit 2015 ebenfalls eine Monographie (C-052). Eine Monographie zu Nabilon wurde nicht erstellt. Das Fertigarzneimittel Canemes® enthält diesen Wirkstoff.

Zu **Cannabisblüten** gab es lange Zeit keine Monographien. Ausgelöst durch die Aktivitäten zum „Cannabisgesetz“ wurde vom BfArM im Sommer 2016 zunächst der Entwurf einer DAB-Monographie zu Cannabisblüten (Cannabis flos) publiziert. Vorher gab es schon die DAC/NRF-Monographie „Cannabisblüten, Cannabis flos“. Sie wurde am 21. Juni 2016 unter der Nummer C-053 auf einem Symposium Cannabis als Medizin der Bundesapothekerkammer vorgestellt und enthält den Hinweis „Lagerung bei 2 bis 8 °C“.

Am 12. Mai 2017 wurde schließlich die DAB-Monographie „Cannabisblüten, Cannabis flos“ veröffentlicht. Sie gilt für alle *Cannabis-sativa*-Varietäten gleichermaßen. Gegenüber der Entwurfsversion wurde die Angabe „Lagerung bei 2 bis 8 °C“ zugunsten der Angabe „Lagerung dicht verschlossen, vor Licht geschützt, unterhalb von 25 °C“ aufgenommen. Eine Monographie für einen nativen Cannabisextrakt steht derzeit noch aus, es gibt keine Hinweise auf eine baldige Publikation einer solchen.

5.3.2 Rezepturvorschriften

NRF-Rezepturvorschriften sind seit einiger Zeit verfügbar für

- Dronabinol-Kapseln (NRF 22.7.),
- ölige Dronabinol-Tropfen (NRF 22.8.)
- und die nicht unter das BtM-Recht fallende ölige Cannabidiol-Lösung (NRF 22.10.).

Letztere soll hier aber nicht weiter betrachtet werden.

In einer Vorabpublikation des DAC/NRF 2017/1 folgten am 6. März 2017 die nachstehend angeführten Vorschriften für weitere Zubereitungen. Inzwischen sind diese offiziell gültig:

- ölige Cannabisölharz-Lösung 25 mg/ml Dronabinol (NRF 22.11.),
- Cannabisblüten zur Inhalation nach Verdampfung (NRF 22.12.),
- Cannabisblüten in Einzeldosen zur Inhalation nach Verdampfung (NRF 22.13.),
- Cannabisblüten zur Teezubereitung (NRF 22.14.),
- Cannabisblüten in Einzeldosen zu 0,25 g / 0,5 g / 0,75 g / 1 g zur Teezubereitung (NRF 22.15.),
- ethanolische Dronabinol-Lösung 10 mg/ml zur Inhalation (NRF 22.16.).

Gelegentlich kommt es offenbar vor, dass auch in Deutschland **alkoholische Cannabisextrakte** (Tinkturen) hergestellt werden sollen, wie es in der Schweiz schon länger gebräuchlich ist. Hierzu gibt es jedoch bei uns aktuell keine NRF-Rezepturvorschriften. Sollte daran ein Interesse erwachsen und es zu einer vermehrten Anwendung von Vollextrakten von Cannabis kommen, so wäre denkbar, dass die DAC/NRF-Kommission 4 dazu eine Rezepturvorschrift erstellt, wie es der Präsident der Bundesapothekerkammer im Juni 2016 bei einem Symposium Cannabis als Medizin in Berlin in den Raum stellte. Bis zum Erstellen des Manuskripts zur 2. Auflage dieses Buches (Stand Juli 2017) gab es keine Hinweise auf eine solche NRF-Rezeptur. Wie oben aufgeführt, wurde lediglich eine Rezepturvorschrift für eine ethanolische Dronabinollösung und deren Anwendung im Vaporisator vorgestellt. Über eine besonders große Erfahrung bei der Herstellung, Abgabe und Anwendung alkoholischer Vollextrakte aus Cannabisblüten verfügt die Bahnhof Apotheke Langnau AG (Dr. M. + B. Frankhauser, Dorfstraße 2, 3550 Langnau), die mehrere hundert Patienten bei deren Cannabistherapie begleitet.

5.4 Prüfung von Arzneidrogen und -extrakten

Zur Herstellung von Arzneimitteln dürfen laut § 11 Apothekenbetriebsordnung (ApBetrO) nur Ausgangsstoffe verwendet werden, deren ordnungsgemäße Qualität festgestellt ist. Dies gilt auch für das Um- bzw. Abfüllen, das Abpacken, das Kennzeichnen und die Freigabe ansonsten unveränderter Ausgangsstoffe, da auch diese Arbeitsprozesse gemäß § 4 Abs. 14 AMG im arzneimittelrechtlichen Sinne als Herstellung definiert sind. Grundsätzlich umfasst die **Qualität** eines Ausgangsstoffs dessen Identität, Gehalt und Reinheit sowie seine sonstigen chemischen, physikalischen oder biologischen Eigenschaften. Laut ApBetrO ist es ausreichend, in der Apotheke die Identität zu prüfen; die übrigen Prüfungen können durch ein entsprechendes Prüfzertifikat des Ausgangsstoffherstellers nachgewiesen werden.

5.4.1 Prüfzertifikat

Bei Verwendung **vorgeprüfter Ausgangsstoffe** mit Prüfzertifikat muss aus der Angabe der Chargenbezeichnung, des Datums und der Ergebnisse der Prüfung ersichtlich sein, dass der Ausgangsstoff nach den anerkannten pharmazeutischen Regeln geprüft wurde und das Prüfzertifikat alle Prüfkriterien enthält, die zum Nachweis der erforderlichen Qualität notwendig sind. Außerdem soll das Prüfzertifikat Auskunft über die GMP-konforme Herstellung geben.

Damit ein **Prüfzertifikat** den gesetzlichen Vorgaben entspricht, sind folgende Angaben erforderlich:

- Bezeichnung des Ausgangsstoffs,
- angewandte(s) Prüfvorschrift(-verfahren),
- Chargenbezeichnung oder Herstellungsdatum,
- Hersteller,
- Prüfergebnisse und Angabe der erforderlichen Qualität (Akzeptanzkriterien),
- Datum der Prüfung,
- Name und Funktionsbezeichnung der für die Prüfung verantwortlichen Person,
- Angabe, ob das Prüfprotokoll von einer autorisierten Institution ausgestellt worden ist, z. B. einem Betrieb mit pharmazeutischer Herstellungserlaubnis.

Erfüllt das Prüfzertifikat alle genannten Kriterien, kann auf eine vollumfängliche Prüfung des Ausgangsstoffs verzichtet werden. Die Durchführung der Identitätsprüfung ist jedoch in jedem Fall zwingend. Bei **mehreren Behältnissen einer Charge** (z. B. 20 g verteilt auf in vier 5-g-Behältnisse) muss jedes Behältnis überprüft werden, da sich Etikettierungs- oder Abpackfehler nur so mit hinreichender Sicherheit entdecken lassen.

Jene Unternehmen, die zur Zeit der Erstellung des Manuskripts dieses Buches Cannabisblüten zur Abgabe an Apotheken anboten, liefern derzeit Prüfzertifikate, die nach eigener Aussage gegenüber den Autoren auf die DAB-Monographie referenzieren oder dies in naher Zukunft vor haben. Hier soll jedoch der Hinweis gegeben werden, dies vor der jeweils ersten Bestellung bei einem der Anbieter abzufragen. Falls nur ein GMP-gerechtes Zertifikat vorliegt, wird die Abstimmung mit der zuständigen Behörde empfohlen.

5.4.2 Prüfvorschriften und -methoden

Existiert für den zu prüfenden Ausgangsstoff eine entsprechende **Monographie** im Europäischen, Deutschen oder Homöopathischen Arzneibuch, so ist diesen Prüfvorschriften grundsätzlich der Vorzug zu geben. Dies ist derzeit weder für Dronabinol noch für Cannabisblütenextrakte der Fall. Für Cannabisblüten dagegen wurde am 12. Mai 2017 die DAB-Monographie „Cannabisblüten – Cannabis flos“ publiziert. Inzwischen wurde die Vorabversion einer Aktualisierung der DAB-Monographie zur Kommentierung im Bundesanzeiger veröffentlicht. Diese soll 2018 erscheinen.

Ist der zu prüfende Ausgangsstoff nicht im Arzneibuch monographiert oder sind die dort vorgesehenen Identitätsprüfungen im Apothekenlabor nicht durchführbar (z. B. wegen eines zu hohen apparativen Aufwands oder unverhältnismäßig hoher Kosten), gestattet es der § 6 ApBetrO auch, Methoden und Geräte einzusetzen, die nicht im Arzneibuch beschrieben sind – vorausgesetzt, dass damit vergleichbare Ergebnisse erzielt werden. Im Rahmen der Prüfung von Ausgangsstoffen dürfen in der Apotheke deshalb auch sog. **alternative**

Prüfmethoden zur Anwendung kommen. Dies wird bis auf weiteres bei Dronabinol und Cannabisblütenextrakten der Fall sein. Geeignete Prüfvorschriften für Cannabisblüten finden sich im **DAB** und für Dronabinol im **DAC**. Für Dronabinol und den Blütenextrakt steht darüber hinaus ein immunochromatographischer **Schnelltest** (Funktionsweise ähnlich einem Schwangerschaftstest) zur Verfügung, mit dem die Identität der Substanz einfach überprüft werden kann. In der Regel liegt ein solcher den jeweiligen Herstellsets der einzelnen Firmen bei (▸ Kap. 5.4.3).

Ein Schnelltest für das Drogenscreening wird von der Firma gabmed GmbH, einem Spezialisten für die Herstellung von Drogennachweis-Testmaterialien angeboten. Er kann auch für den Nachweis von THC in Cannabisblüten verwendet werden und funktioniert laut Informationen aus Apotheken, die diesen einsetzen, bestens (▸ Kap. 5.4.4). Allerdings wird der Test nicht von allen Überwachungsbehörden in Deutschland anerkannt. Offenbar bestehen hier seitens der verschiedenen Behörden in einem Bundesland und auch zwischen Bundesländern bei der Wertung Unterschiede. Daher laufen derzeit in verschiedenen Überwachungsbehörden Gespräche über das weitere Vorgehen. Ob es dazu eine bundesweit gültige Regelung oder Empfehlung geben wird, war bei der Erstellung des Manuskripts (Stand: Juli 2017) noch nicht bekannt. Die Apotheke sollte also im Zweifelsfall proaktiv auf die jeweilige Überwachungsperson zugehen oder eine Argumentation aufbauen, welche die Vorgaben des § 6 Abs. 1 ApBetrO erfüllen und darlegen, warum man auf einen anderen validen Test zur Identitätsprüfung übergegangen ist.

Wird die Identitätsprüfung gemäß DAB-Monographie oder der Alternativverfahren des DAC mittels DC vorgenommen, so fällt dabei ein Verbrauch von 0,1 g Blüten an. In diesem Fall sollte Rücksprache mit dem Arzt genommen und das BtM-Rezept entsprechend korrigiert werden. Der Verschreibende muss wissen, dass die Apotheke diese Identitätsprüfung nach Apothekenbetriebsordnung verpflichtend durchzuführen hat, um die Hintergründe der Rücksprache zu verstehen. Bei einer verordneten Menge von 5 g Blüten durch den Arzt würde die Apotheke dann den folgenden Vermerk auf das Rezept schreiben: „Abgabe von 4,9 Gramm nach ärztlicher Rücksprache". Dies muss natürlich sowohl auf den beiden der Apotheke vorliegenden BtM-Rezeptteilen als auch beim Arzt vermerkt werden. Um bei einer dauerhaften Verordnung von Blüten diese regelmäßige Nachfrage auszuschließen, könnte man dem Arzt vorschlagen, bei der angedachten Verordnung einer 5 Gramm-Dose immer 4,9 Gramm zur Abgabe an den Patienten zu verordnen. Damit ist implizit eindeutig definiert, dass eine 5 Gramm-Dose bezogen werden kann, aus welcher die Apotheke dann 0,1 Gramm zur Prüfung entnimmt. Sollte man sich jedoch entscheiden, zum Identitätsnachweis den Schnelltest der Firma gabmed einzusetzen (▸ Kap. 5.4.4), so wird nur eine äußerst geringe Menge von etwa 20 bis 30 Milligramm benötigt. Diese Menge erscheint bezüglich der Abgabe als vernachlässigbar, sodass eine Verschreibung über 5 Gramm mit einer bezogenen Dose Cannabisblüten dieses Inhalts beliefert werden kann. In beiden Fällen sollte das mit dem Verordner abgestimmt werden.

Im Vorwort 2016/1 zum DAC/NRF (Stand Mai 2016) war ausgeführt worden, dass weitere Monographien und Rezepturvorschriften erstellt werden sollten. Dies ist inzwischen geschehen. So wurde mit dem DAC/NRF 2016/2 die Monographie C-054 für eingestelltes, raffiniertes Cannabisölharz publiziert. Verschiedene Rezepturvorschriften wurden inzwischen im DAC/NRF bereitgestellt (▸ Kap. 5.3.2).

5.4.3 Dronabinol

Die DAC-Monographie von Dronabinol schreibt als erste Möglichkeit zur Identitätsprüfung die **IR-Spektroskopie** (2.2.24) vor. Dabei wird das erhaltene Prüfspektrum mit einem bekannten Dronabinol-Spektrum verglichen. Die Lieferanten von Dronabinol bieten diese Spektren an. Sie können bei Bionorica ethics, Fagron oder THC Pharm angefordert bzw. von der jeweiligen Homepage heruntergeladen werden. Als zweite Möglichkeit kann die Identitätsprüfung auch mittels **Dünnschichtchromatografie** (DAC-Probe 11) mit bandförmiger Auftragung von Prüf- und Referenzlösung sowie Farbreaktion (Buchstaben B und C) durchgeführt werden. Die für eine DC nötigen Referenzstandards können bspw. bei THC Pharm in Frankfurt/M beschafft werden. Die dritte Möglichkeit zum Nachweis ergibt sich aus den Alternativverfahren des DAC zur Identifizierung von Ausgangsstoffen, wobei hier die Auftragung der Lösungen punktförmig erfolgt.

Schnelltest zur Prüfung der Identität

Neben den im DAC genannten Nachweismethoden gibt es mit einem immunchromatographischen Schnelltest noch ein viertes, anerkanntes Nachweisverfahren von den jeweiligen Lieferanten. Beim Bezug des Wirkstoffs von den oben genannten Unternehmen erhält man Testsets zum Nachweis von Dronabinol mitgeliefert, über deren Entwicklung man sich mit dem DAC/NRF abgestimmt hatte. Die Tests von Bionorica ethics und THC Pharm sind ähnlich aufgebaut, sie unterscheiden sich von jenem von Fagron. Bei den Tests von Bionorica und THC Pharm wird eine kleine Menge Dronabinol in ein Eppendorf-Hütchen, das mit Ethanol aufgefüllt werden muss, gegeben und mit gereinigtem Wasser auf ein Gesamtvolumen von 1 ml gebracht. Nach mehrmaligem Schütteln (wichtig!) wird ein mitgelieferter Teststick (Dronabinol-Schnelltest) dort eingetaucht und nach 5 Minuten die Farbreaktion beurteilt. Eine einschlägige Farbreaktion zusammen mit dem obligat dazu auszufüllenden Herstellungsprotokoll gilt dann als Nachweis der Identität. Das Protokoll liegt ebenfalls der bestellten Ware bei. Wichtig ist, dass alle Felder ausgefüllt und deren Ergebnisse positiv sein müssen.

Beim Testverfahren von **Fagron** funktioniert der Identitätsnachweis etwas anders: Die Testlösung wird ähnlich einem Schwangerschaftstest auf eine Testkassette (ID-Tester) getropft und dort soll sich dann eine rote Linie im markierten Kontrollbereich ergeben. Eine kleine Menge erwärmtes Dronabinol wird zunächst in ein Eppendorf-Hütchen mit einer darin befindlichen alkoholischen Reagenzlösung gegeben, gemischt und mit gereinigtem Wasser versetzt. Davon wird etwas auf den ID-Tester getropft und nach kurzer Reaktionszeit die einschlägige Farbreaktion abgelesen. Fagron macht darauf aufmerksam, dass die Lösung aus Dronabinol, Solvent und Wasser kolloidal sein soll (milchig-trüb) und das Ablesefenster zwischen 3 und 10 Minuten liegt. Eine spätere Ablesezeit ist nicht zulässig, da es zu nachträglichen Veränderungen kommen kann, die den Test nicht mehr valide erscheinen lassen. Auch hier muss zusätzlich ein mitgeliefertes Protokoll ausgefüllt werden, um einen gültigen Nachweis zu haben.

5.4.4 Cannabisblüten

Die einen charakteristischen Geruch aufweisenden Cannabisblüten müssen gemäß **Monographie** oder den Alternativverfahren des DAC zur Identifizierung von Ausgangsstoffen geprüft werden. Die DAB-Monographie gibt eine makroskopische und eine mikroskopische Prüfung sowie eine Dünnschichtchromatografie (Punkte A-C) vor. Die Extraktion der Cannabinoide erfolgt dabei im Ultraschallbad. Im Farbteil des DAC/NRF gibt es hierzu farbige Abbildungen zur makroskopischen Prüfung der Droge und zu den unterschiedlich gefärbten Zonen der DC, die zur Begutachtung herangezogen werden können. Zur mikroskopischen Prüfung der Blüten findet sich in der DAB-Monographie eine grafische Abbildung.

Bezüglich der nun in der DAB-Monographie für Cannabisblüten vorgegebenen Identitätspufung von THC ergeben sich in der Praxis zweierlei Schwierigkeiten: Zum einen sind die für eine DC erforderlichen Referenzsubstanzen sehr teuer und zum anderen sind sie oftmals nicht verfügbar oder es braucht zumindest zur Zeit noch sehr lange, bis diese in der Apotheke eintreffen. Dies ist in der Praxis nicht zu verantworten, da das Arzneimittel rasch geprüft und innerhalb der kurzen Gültigkeitsfrist eines BtM-Rezepts abgegeben werden muss. Dadurch kann es erforderlich werden, auf geeignete andere Nachweisverfahren zurückzugreifen, wie dies im § 6 Abs. 1 ApBetrO vorgesehen ist.

Eine weitere Möglichkeit der Prüfung von Cannabisblüten bieten die **Alternativverfahren des DAC** zur Identifizierung von Ausgangsstoffen. Hierbei werden nur eine makroskopische Prüfung und anschließend eine DC (6 cm) gefordert. Bei dieser Variante wird die gepulverte Droge vor Extraktion 2 Stunden im Trockenschrank erhitzt. Als Hilfe bei der makroskopischen Prüfung finden sich auch hier Abbildungen im Farbteil. Auch hierbei ist zu bedenken, dass die Beschaffung der Referenzsubstanzen für die DC schwierig ist.

Wie in ▸Kap. 5.4.2 angeführt, kann hierzu auch einen der Tests der Firma gabmed zum Nachweis der Identität von THC verwendet werden. Man benutzt entweder eine Testcassette oder ein Teststäbchen. Dafür wird mit einem Spatel eine minimale Menge der Blüten (20 bis 30 mg) entnommen. Diese Menge wird in ein Reagenzglas überführt und mit etwa 2 ml 96 % Ethanol V/V versetzt. Den Ansatz lässt man dann etwa 10 Minuten unter gelegentlichem Rühren stehen und versetzt ihn mit etwa 5 ml demineralisiertem Wasser. Dabei muss eine milchig trübe Lösung entstehen. Aus dieser werden entweder 3 Tropfen auf die Testcassette gegeben oder man hält das Teststäbchen 10 Sekunden in die Lösung. Von Apotheken mit praktischer Erfahrung hierzu konnte festgestellt werden, dass der Nachweis auch bei Sorten wie Penelope mit einem niedrigen THC-Gehalt bestens funktioniert. Allerdings muss angemerkt werden, dass dieser Nachweistest zum Zeitpunkt der Manuskripterstellung (Juli 2017) nicht von allen Überwachungsbehörden anerkannt wird. Die gabmed GmbH, der Hersteller von Testcassette und Teststreifen, weist darauf hin, dass beide mit CE-Kennzeichnung versehene Testmedien für diese Art der Testung nicht zugelassen sind. Die beschriebene Testung stellt somit einen Off-Label-Use dar. gabmed GmbH erwägt allerdings derzeit, einschlägige Untersuchungen vorzunehmen und ggf. einen für die beschriebene Testung zugelassenen Test anzubieten, der es künftig ermöglicht, dass die Überwachungsbehörden diese Methode akzeptieren.

Da es aktuell 15 verschiedene Sorten von Cannabisblüten gibt, die sich durch unterschiedliche Gehalte an THC (Bandbreite < 1 % bis 23,4 %) und CBD (< 0,05 % bis 9 %) voneinander unterscheiden, können die Intensitäten der Flecke der Hauptzonen der Untersuchungslösung natürlich unterschiedlich stark ausgeprägt sein. Wenn künftig noch Cannabisblüten aus anderen Ländern wie Israel oder Österreich dazu kommen sollten und darüber hinaus deutsche Medizinalcannabis-Sorten mit anderen Gehalten der beiden relevanten Cannabinoide verfügbar sein werden, so können sich hier weitere Variationen ergeben.

5

5.4.5 Cannabisextrakt

Die Firma Tilray bietet in Deutschland seit Oktober 2017 zwei Cannabisextrakte an: TILRAY THC25 (mit 25 mg THC/ml, o Abb. 5.2 A) und TILRAY THC10: CBD10 (mit jeweils 10 mg/ml THC und CBD, o Abb. 5.2 B), letzterer ist am Fertigarzneimittel Sativex® orientiert. Auch die Firma Bionorica ethics GmbH will zukünftig einen standardisierten, Monografie-konformen Cannabisextrakt anbieten. Lösungsmittel ist dabei Miglyol® 812. Im DAC gibt es dazu aktuell noch keine Prüfvorschrift. Das DAC/NRF hat bereits mit seiner Ergänzungslieferung 2016/2 die Monographie C-054 für „Eingestelltes, raffiniertes Cannabisölharz" veröffentlicht. Diese enthält die Prüfvorschrift für einen Extrakt aus Cannabisblüten, der unter Verwendung von mittelkettigen Triglyceriden (Miglyol) auf 5 % THC eingestellt ist. Wenn ein solcher Extrakt bestellt wird, so liegt der Lieferung neben einem Analysenzertifikat auch ein **Nachweisset zur Identitätsprüfung** von THC bei. Der prinzipielle Nachweis von THC im Blütenextrakt ist vergleichbar zu jenem von reinem Dronabinol (▸ Kap. 5.4.1). Auch diese Art des Tests ist anerkannt (▸ Kap. 5.4). Das obligat auszufüllende und dem Nachweis der Identität dienende Prüfprotokoll unterscheidet sich etwas vom Dronabinol-Test. Wenn der Teststreifen positiv auf THC reagiert, das Prüfprotokoll vollständig ausgefüllt ist und dabei alle Anforderungen erfüllt sind, gilt die Identität von THC als nachgewiesen.

Die beiden Tilrayextrakte enthalten als Lösungsmittel Traubenkernöl. Tilray bietet auf seiner Homepage www.tilray.de eine Information zum Identitätsnachweis an (Zugang über DocCheck). Demnach wird vorgeschlagen, die Identitätspüfung beider Extrakte auch analog der oben bereits erwähnten DAC-Monographie C-054 (Prüfung auf Identität B und C) durchzuführen. Tilray verweist darauf, dass die für eine dort geforderte DC notwendigen Referenzsubstanzen bei THC Pharm erworben werden können.

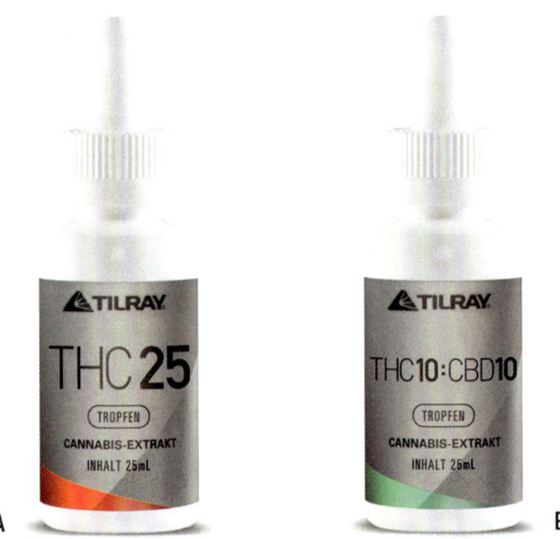

o **Abb. 5.2** **A** Cannabisextrakt TILRAY THC25 (mit 25 mg THC/ml), Gebindegröße 25 ml, Tilray Deutschland GmbH; **B** Cannabisextrakt TILRAY THC10:CBD10 (mit jeweils 10 mg/ml THC und CBD), Gebindegröße 25 ml, Tilray Deutschland GmbH

5.4.6 Entsorgung von Cannabisblüten und -extrakten

Bei der Prüfung von Cannabisblüten anfallender Abfall und nicht mehr benötigte oder nicht mehr verkehrsfähige Blüten und Extrakte müssen sachgerecht vernichtet werden. Folgende Arten bieten sich an:

- Zerkleinern der Blüten, eventuell Vermischen mit Kaffeepulver oder Tee aus einem gebrauchten Kaffee- oder Teefllter, Einwickeln in neutrales Papier und Verbringen in den Restmüll kurz bevor dieser abgeholt wird. Restmüll wird entweder verbrannt oder auf gesicherte Deponien verbracht (Auskunft durch das Bundesumweltministerium).
- Zusätzlich könnten die Blüten auch zuvor mit einer kleinen Menge Schwefelsäure versetzt werden und in Zellstoff oder eine Windel gegeben werden, die dann in den Restmüll verbracht werden.
- Eine dritte Möglichkeit wäre es, die Cannabisblüten in einer feuerfesten Schale mit dem Bunsenbrenner unter einem Abzug zu verbrennen und dann den veraschten Rückstand in den Restmüll zu geben.
- Cannabisblütenextrakte könnten ebenfalls mit Kaffeepulver oder Teerückständen vermischt und dann eingewickelt in den Restmüll gegeben werden.
- Alternativ könnte man Cannabisextrakte auch, wie andere flüssige BtM, direkt in eine Windel oder saugfähiges Material wie Zellstoff oder Katzenstreu geben, das man dann dem Restmüll beifügt. Eventuell kann man die Lösung zuvor noch mit einer kleinen Menge kochenden Wassers versetzen.

Literatur

Böhmer, Philipp, Apotheker, Westend-Apotheke Stuttgart, persönliche Kommunikation

Chan P, Sills RC, Braun AG, et al. Toxicity and carcinogenicity of delta-9-tetrahydrocannabinol in Fischer rats and B6C3F1 mice. Fundamental and Applied Toxicology, 30, 109–117, 1996

Cremer-Schaeffer P. Cannabis. Was man weiß. Was man wissen sollte. 2. Aufl., Hirzel Verlag, Stuttgart 2017

De Meijer EPM, Bagatta M, Carboni A et al. The inheritance of chemical phenotype of Cannabis sativa L. Genetics, 163: 335–346, Januar 2003

Fankhauser M. Cannabis als Arznei. Vergleich der therapeutischen Anwendung in Deutschland und der Schweiz. DAZ 155, Nr.30 S. 36–40, 2015

Grotenhermen F. Non-psychological adverse effects. Kapitel 39 In: Pertwee R. Handbook of Cannabis. Oxford University Press, 674–691, 2014

Hazekamp A, Fischedick JT. Cannabis – From cultivar to chemovar. Drug Test. Anal. 4(7–8): 660–667 (2012); DOI: 10.1002/dta.407 Epub Feb 24, 2012

Hazekamp A, Tejkalová K, Papadimitriou S. Cannabis: From cultivar to chemovar II: A metabolomics approach to cannabis classification. Cannabis and Cannabidiol Research, Vol 1.1, S. 202–215, DOI: 10.1089/can.2016.0017, 2016

Hillig KW, Mahlberg PG. A chemotaxonomic analysis of cannabinoid variations in Cannabis (Cannabaceae). American Journal of Botany, 91(6): 966–975, 2004

Hörnig M. DAC-Monographie „Cannabisblüten", Präsentation auf dem BAK-Symposium „Cannabis als Medizin", Berlin 21.06.2016

Janusch, Gesine, Bundesministerium für Umwelt, Naturschutz, Bau und Reaktorsicherheit Mailauskünfte vom 12. und 15. August 2015

Kiepke, Stephanie, Bundesopiumstelle, Mailauskunft vom 8. August 2007

Koppel BS, Brust JCM, Fife T et al. Systematic review: Efficacy and safety of medicinal marijuana in selected neurologic disorders. Report of the Guideline Development Subcommittee of the American Academy of Neurology 82, 1557–1563, 2014

Kull, Ulrich, Prof. Dr., persönliche Mitteilung, Oktober 2016

Ohlenforst, Dirk, persönliche Mitteilung, September 2016

Rausch R. Präzise dosiert, aber auch plausibel? Dtsch Apo Ztg 157(11):38–9, 2017

Rohdewald P, Rücker G, Glombitza KW et al. Apothekengerechte Prüfvorschriften. Gesamtwerk einschl. 21. Akt.-Lfg., Deutscher Apotheker Verlag, Stuttgart 2017

Russo EA. History of Cannabis and its preparations in saga, science and sobriquet. Review. Chemistry and Biodiversity Vol 4, 1614–1648, 2007

Russo EA. Review: Taming THC: potential cannabis synergy and phytocannabinoid-terpenoid entourage effects. Br J Pharmacol, 163:1344–1364, 2011

Thomson GR, Rosenkrantz H, Schaeppi UH et al. Comparison of acute oral toxicity of cannabinoids in rats, dogs and monkeys. Toxicol Appl Pharmacol, 25(3) 363–372, 1973

Turner CE, ElSohly MA, Boeren, EG. Constituents of Cannabis sativa L. XVII. A review of the natural constituents. Journal of Natural Products Vol 43, No 2, März–April 1980

WHO, 34th ECCD, 2006/4.2, Expert Committee on Drug Dependence, Weltgesundheitsorganisation, Assessment of Dronabinol and its stereoisomers, 2006

www.hashmuseum.com/de/die-pflanze/cannabisgattungen (Zugriff 10.11.2016)

www.theplantlist.org/tpl1.1/search?q=Cannabis (Zugriff 10.11.2016)

6 Labor und Rezeptur

Klaus Häußermann

6.1 Sicherheit

Nachdem Cannabisblüten vom BfArM als Rezepturarzneimittel eingestuft worden sind, muss für die bezogenen Blüten eine Gefährdungsbeurteilung durchgeführt werden. Dabei kann man sich z. B. an den Rezepturstandards 19 (Umfüllen fester Nicht-CMR-Stoffe) und 23 (Verreiben fester Nicht-CMR-Stoffe) orientieren. Für die Blüten existieren jedoch derzeit keine Sicherheitsdatenblätter. Die GefStoffV und auch die EG-CLP-VO kennen Gefahrstoffe nur im Sinne chemischer Elemente und deren Verbindungen. Pflanzliche Drogen sind hier nicht eingeordnet, nur Harze und Konzentrate mit definierten Inhaltsstoffen. Man kann sich bei der Ermittlung des Gefährdungspotenzials aber auf die Angaben der Monosubstanzen Dronabinol (THC) und Cannabidiol beziehen, wohl wissend, dass zur Freisetzung von THC aus den Blüten Wärme benötigt wird. Beim Umgang mit der pflanzlichen Droge ist somit keine starke Exposition diesem Stoff gegenüber zu erwarten. Bionorica ethics und Fagron bieten Unterlagen zu Dronabinol zum Download auf ihren jeweiligen Homepages an. Alternativ können diese jedoch auch von der Homepage der BAK heruntergeladen werden. THC Pharm sendet Sicherheitsdatenblätter für beide Cannabinoide auf Anforderung per Mail zu.

Cannabisblüten und Dronabinol stellen also keine Substanzen dar, die abweichende oder gar besondere Anforderungen an den Arbeitsschutz oder das Hygienemanagement gegenüber anderen in der Apotheke verwendeten Rezeptursubstanzen und Gefahrstoffen stellen würden. Dronabinol wird mit den Ampelfarben Gelb und Orange des BAK-Systems gekennzeichnet, sodass dabei mit Schutzhandschuhen und Atemschutz gearbeitet werden soll. Für die Blüten empfiehlt sich dies ebenfalls. Deren Gefäße können mit dem Farbsystem der BAK gekennzeichnet werden. Eine Kennzeichnung mit Gefahrstoffsymbolen ist jedoch nicht notwendig. Von im Umgang mit Cannabis langjährig erfahrenen Apotheken war zu erfahren, dass ein Augenschutz dann getragen wird, wenn auch mit Lösungsmittel gearbeitet wird.

Die Prüfung der Cannabisblüten auf Identität kann im Labor erfolgen. Abfüllen könnte man sowohl in der Rezeptur, als auch am Tee-Rezeptur-Arbeitsplatz. Wenn die Blüten gemahlen werden sollen, so bietet es sich an, dies aufgrund eventuell nach außen dringender Stäube unter einem Abzug zu tun. Die Frage, ob Cannabisblüten bei der Herstellung von Arzneimitteln wie andere Drogen oder Drogenmischungen am Tee-Rezeptur-Arbeitsplatz verarbeitet werden können, ließ sich nicht eindeutig beantworten. Die Staubbelastung ist ähnlich wie bei anderen Arzneidrogen. Hier ist es aufgrund der föderalen Art der Überwachung sicher von Vorteil, im Vorfeld die Meinung der jeweiligen Überwachungsbehörde einzuholen.

Das Mahlen von Blüten erfolgt zweckmäßigerweise in einer geschlossenen Mühle, damit es nicht zu größeren Substanzverlusten oder der Verunreinigung des Arbeitsplatzes kommt. Kleinere Mengen bearbeitet man am besten in einer geschlossenen, manuell zu bedienenden Kräutermühle, die auch als Grinder bezeichnet wird. Solche Geräte werden aus unterschiedlichen Materialien und in verschiedenen Ausführungen angeboten. Müssen große Mengen zermahlen werden, so kann man das mit einer elektrischen Messermühle, zum Beispiel dem von WEPA Apothekenbedarf angebotenen ESGE Zauberstab, in dem ebenfalls dort erhältlichen Zerkleinerer-Zusatz erfolgen.

Teilweise wurde die Befürchtung geäußert, dass der Geruch der Cannabisblüten sehr penetrant sein könne und die Offizin dem Geruch „einschlägiger Freizeitkonsumeinrichtungen" ähneln würde. Eine Geruchsbelastung dürfte, wenn sie überhaupt auftritt, stark sortenabhängig sein. Nach Auskunft einschlägig tätiger Untersuchungsstellen für Cannabisblüten variiert der Geruch von praktisch nicht wahrnehmbar, über „charakteristischen Cannabisgeruch" bis „penetrant stinkend". Hier hilft nur die praktische Erfahrung: ist ein Geruch vorhanden, der als erheblich störend empfunden wird, so kann dem entgegengewirkt werden, indem man die wesentlichen Arbeiten unter dem Abzug durchführt.

6.2 Tipps zur Verarbeitung

Beim Bearbeiten und Portionieren der Blüten nach den DAC/NRF-Rezepturen 22.12. bis 22.15. wird eine Kräutermühle benötigt, um die Blüten zu zerkleinern. Hierzu bietet beispielsweise Storz & Bickel zwei unterschiedlich große Modelle an, eines mit einem Durchmesser von 55 mm, ein größeres mit 90 mm. Das kleinere der beiden ist auch standardmäßig den zertifizierten Vaporisatoren dieses Unternehmens beigefügt. Eine größere Palette an Mühlen, teils aus Acrylglas, teils aus Aluminium, haben die Unternehmen Halbmeier & Friedrici GbR in Berlin oder Udopea GmbH in Bremen im Angebot. Im Internethandel finden sich zahlreiche weitere Anbieter. Für die Zerkleinerung größerer Mengen können der beispielsweise über WEPA erhältliche elektrische ESGE-Zauberstab und der zugehörige Zerkleinerer bezogen werden (Bestellnummern 021594 und 021595).

Es bleibt kritisch anzumerken, wie sich das Mahlen und Sieben im Hinblick auf die Stabilität der Cannabisblüten auswirkt. Hierzu war aus dem DAC/NRF zu hören, dass die Stabilität nicht ausreichend in Abhängigkeit vom Zerkleinerungsgrad und den Lagerbedingungen untersucht wurde. Vorläufig wurde eine Laufzeit von 2 Monaten angegeben.

Die von der Firma Tilray angebotenen Blütenextrakte enthalten als Lösungsmittel Traubenkernöl. Die Extrakte von Bionorica ethics sind dagegen mit Miglyol® 812 auf die geforderte Konzentration eingestellt. Und auch die öligen Dronabinoltropfen werden unter Verwendung von Miglyol hergestellt. Wenn Tilray-Extrakte nach ärztlicher Vorgabe in anderen als den vorliegenden Konzentrationen verordnet werden, so muss darauf geachtet werden, dass die Apotheke hier nicht etwa vorhandenes Miglyol verwendet, sondern extra raffiniertes Traubenkernöl dafür beschaffen muss. Bei einer Mischung von Traubenkernöl mit Miglyol kann nicht vorhergesagt werden, welche Einflüsse sich in Bezug auf die Viskosität der hergestellten Lösungen ergeben.

6.3 Tipps zur Kennzeichnung der Rezepturgefäße, Kindersicherung

Dem Arzt ist es nach § 9 BtMVV erlaubt, auf dem BtM-Rezept zur Dosierung der Blüten nur zu vermerken „Gemäß schriftlicher Anweisung“. Eine genaue Dosierungsanleitung auf dem Rezept ist nicht gefordert. Andererseits muss die Apotheke auf dem Behältnis, in dem sie ein Rezepturarzneimittel abgibt, nach § 14 ApBetrO die Dosierung vermerken. Dieses Dilemma kann dadurch gelöst werden, dass der Patient die vom Arzt erhaltene Dosierungsvorschrift in der Apotheke vorlegt.

In der DAB und auch zuvor in der DAC-Monographie Cannabisblüten findet sich ebenso wie in der 2016 publizierten DAC/NRF Monographie C-054 (eingestelltes, raffiniertes Cannabisölharz) kein Hinweis auf die Verwendung einer Kindersicherung. In den kürzlich publizierten DAC/NRF-Rezepturen 22.11. bis 22.16. für portionierte Cannabisblüten, ölige Cannabisölharzlösung und ethanolische Dronabinollösung wird dagegen eine kindergesicherte Verpackung expressis verbis vorgegeben. Dies deckt sich mit den Angaben das Kapitels I.2 Herstellung des DAC. Dort wird mit Verweis auf § 28 Abs. 2 Nr. 5 AMG zwar ausgeführt, dass eine Kindersicherung nicht gefordert ist, nach dem allgemein anerkannten Stand der pharmazeutischen Wissenschaften es jedoch sinnvoll ist, kindergesicherte Behältnisse oder Verschlüsse zu verwenden, um die Gefährdung von Kindern auszuschließen.

Die Behältnisse der Bedrocan-Sorten verfügen nicht über eine Kindersicherung und sollten daher nicht zur Abgabe an Patienten genutzt werden. Nach Auskunft von Apotheken, die im Umgang mit Cannabisblüten erfahren sind, lassen sich dort auch die Etiketten nur schwer entfernen, sodass sich in diesen Fällen unbedingt die Anschaffung geeigneter kindergesicherter Gefäße empfiehlt. Alle bis Oktober 2017 angebotenen kanadischen Sorten werden dagegen in kindergesicherten Behältnissen geliefert, bei denen auch die Etiketten leicht entfernt werden können. Somit steht einer Verwendung dieser Gefäße zur Abgabe unzerkleinerter Cannabisblüten nichts im Wege.

Die von der Firma Tilray angebotenen Blütenextrakte werden in kindergesicherten Behältnissen geliefert, von denen sich die Etiketten schlecht entfernen lassen. Entweder muss man dieses soweit als möglich ablösen oder man verwendet ein sehr gut haftfähiges neues Etikett, mit welchem das bestehende bzw. dessen Reste überklebt werden. Andernfalls beschafft man sich ein geeignetes neues, ebenfalls kindergesichertes, Behältnis mit entsprechender Entnahmehilfe und füllt den Extrakt um. Die Tilraybehältnisse sind für eine Abgabe an den Patienten geeignet, wenn sich mit Hilfe der dort vorhandenen Dosierpipette die vorgegebenen Dosierungen darstellen lassen und ein neues Etikett dauerhaft angebracht werden kann.

Literatur

Böhmer, Philipp, Apotheker, Westend-Apotheke Stuttgart, persönliche Kommunikation

Rohdewald P, Rücker G, Glombitza KW et al. Apothekengerechte Prüfvorschriften. Gesamtwerk einschl. 21. Akt.-Lfg. Deutscher Apotheker Verlag, Stuttgart 2017

6

7 In Deutschland verfügbare Medikamente

Klaus Häußermann

7.1 Cannabisblüten

7.1.1 Niederländische Sorten

Mehrere Jahre waren in Deutschland nur niederländische Cannabisblüten verfügbar. Das Unternehmen **Bedrocan BV** darf diese in den Niederlanden mit einer Lizenz und unter Überwachung durch die dortige Cannabisagentur OMC (Office of Medicinal Cannabis) herstellen. Die Agentur ist dem niederländischen Gesundheitsministerium unterstellt. Fagron BV in den Niederlanden verpackt die Blüten in 5-g-Dosen, welche anschließend von der deutschen Fagron-Schwesterfirma mit Sitz in Barsbüttel in der Nähe Hamburgs als lange Zeit einzigem Unternehmen nach Deutschland eingeführt werden durften. Hier übernimmt diese dann die Abgabe an Apotheken im Rahmen des BtM-Binnenhandels.

Bedrocan BV produziert fünf verschiedene Sorten von Cannabis, die in 5-g-Dosen sowohl für die Versorgung niederländischer als auch ausländischer Patienten angeboten werden (▫ Tab. 7.1). Diese Sorten unterscheiden sich in den Gehalten der beiden Cannabinoide Tetrahydrocannabinol (THC) und Cannabidiol (CBD). Die niederländischen Sorten werden auch durch das Berliner Unternehmen **Pedanios** GmbH und das in Hilzingen ansässige Unternehmen ACA Müller ADAG Pharma Vertriebs GmbH vertrieben. Im Sommer 2017 teilte Cannamedical Pharma GmbH in Köln mit, dass auch dieses Unternehmen Cannabisblüten aus den Niederlanden vermarkten würde.

7.1.2 Kanadische Sorten

In Kanada ist es ebenfalls erlaubt, Medizinalcannabis unter Überwachung durch die Kanadische Cannabisagentur herzustellen. Dort besitzen 64 Unternehmen eine staatliche Lizenz zur Produktion (Stand Oktober 2017) nach der Vorschrift MMPR (Marihuana for Medical Purposes Regulations). Im Sommer 2016 hatte mit MedCann GmbH in St. Leon-Rot ein weiteres Unternehmen in Deutschland damit begonnen, zunächst vier Sorten Cannabisblüten aus Kanada nach Deutschland einzuführen und hier zu vermarkten. MedCann firmiert seit Frühjahr 2017 unter dem Namen Spektrum Cannabis GmbH und bezieht seine Blüten von der Firma Tweed.

Spektrum Cannabis bietet seine Sorten in den Packungsgrößen 5, 10 und 20 Gramm an. Diese sind in ▫ Tab. 7.2 aufgeführt. Erwähnenswert an dieser Stelle ist, dass die Sorten Red No 2 (vormals Houndstooth) und Penelope bei der Einführung andere Gehalte der beiden Cannabinoide enthielten als heute (Manuskripterstellung Juli 2017). Eine Information der Fachkreise

▫ **Tab. 7.1** THC/CBD-Gehalte der von Bedrocan angebotene Sorten von Cannabisblüten

Sorte	Gehalt THC	Gehalt CBD
Bedrocan	Ca. 22 %	Bis zu 1 %
Bedrobinol	Ca. 13,5 %	Bis zu 1 %
Bedica granuliert	Ca. 14 %	Bis zu 1 %
Bediol granuliert	Ca. 6,3 %	Ca. 8 %
Bedrolite granuliert	Bis zu 1 %	Ca. 9 %

▫ **Tab. 7.2** THC/CBD-Gehalte der Cannabisblüten aus kanadischem Anbau (Canopy Growth, Anbauer Fa. Tweed)

Sorte	Gehalt THC	Gehalt CBD
Bakerstreet	Ca. 23,4 %	<0,5 %
Red No 2 (zuvor Houndstooth)	Ca. 20,3 %	<0,5 %
Penelope	Ca. 10,4 %	Bis zu 7,5 %
Argyle	Ca. 5,4 %	Ca. 7 %

Tab. 7.3 THC/CBD-Gehalte der Cannabisblüten des kanadischen Herstellers Aurora

Sorte	Gehalt THC	Gehalt CBD
Pedanios 22/1	Ca. 22 %	Bis zu 1 %
Pedanios 20/1	Ca. 20 %	Bis zu 1 %
Pedanios 18/1	Ca. 18 %	Bis zu 1 %
Pedanios 16/1	Ca. 16 %	Bis zu 1 %
Pedanios 14/1	Ca. 14 %	Bis zu 1 %
Pedanios 8/8	Ca. 8 %	Ca. 8 %

bezüglich dieses Sachverhaltes durch den Importeur wäre seinerzeit wünschenswert gewesen.

Im Dezember 2016 wurden fünf kanadische Sorten der Firma Peace Naturals von der Bundesopiumstelle zugelassen und von Pedanios eingeführt. Tab. 7.3 zeigt diese Sorten und deren Cannabinoid-Gehalte. Pedanios bietet seit Juni 2017 sechs verschiedene Sorten an, deren Hersteller jedoch inzwischen die Firma Aurora ist.

7.1.3 Verfügbarkeit und Zukunftsaussichten

Leider ist die Verfügbarkeit von Cannabisblüten in den vergangenen Monaten (Stand: Oktober 2017) als unzureichend zu bezeichnen. Die deutlich gestiegene Patientenzahl, Lieferengpässe und Ernteausfälle führten dazu, dass insbesondere Behandlungen mit CBD-haltigen Cannabisblüten nicht kontinuierlich fortgesetzt werden konnten. Diese Situation soll sich voraussichtlich zum Ende des Jahres 2017 wieder entspannen. Es ist empfehlenswert, die Patienten über die aktuelle und soweit möglich zukünftige Liefersituation der einzelnen Cannabisblütensorten zu informieren. Einzelne Sorten werden inzwischen nicht mehr hergestellt (etwa die Sorte Princeton), sind aber möglicherweise noch als Restbestände in Apotheken verfügbar und könnten damit von Ärzten vorübergehend noch verordnet werden. Es ist sicher sinnvoll, wenn Apotheken, die solche Bestände halten, ihre Verordner darüber informieren. Sollten Rezepte auf diese Sorten ausgestellt werden und bereits nicht mehr in der Apotheke vorrätig sein, so muss man mit dem Verordner Kontakt aufnehmen, damit eine andere Sorte verschrieben werden kann. Manche Sorten werden unter denselben Bezeichnungen angeboten, stammen aber inzwischen von anderen Herstellern und haben damit auch eine andere Genetik. Andere Sorten wurden umbenannt, wie etwa die Sorte Houndstooth von Spektrum Cannabis, die nun Red No 2 heißt. Die Apotheke wird leider auch hier gelegentlich die Aufgabe übernehmen müssen, die Ärzte darüber zu informieren.

Vorerst sind wir in Deutschland von der Einfuhr ausländischer Ware abhängig, da bei uns produzierte Ware erst dann zur Verfügung stehen wird, wenn die künftige deutsche Cannabisagentur Lizenzen zur Herstellung von Cannabisblüten vergeben hat und deutsche Hersteller diese auch liefern können. Bis dahin wird es noch einige Zeit dauern. Voraussetzung für eine erlaubte Einfuhr von Blüten aus weiteren Ländern als den Niederlanden und Kanada ist natürlich immer, dass diese Interimsware aus einem Land stammt, in dem eine staatliche Cannabisagentur auf Basis der Vorgaben des Einheitsübereinkommens von 1961 über die ordnungsgemäße Herstellung ausschließlich zu medizinischen Zwecken wacht. Mehrere weitere kanadische Unternehmen haben angekündigt, ihre Cannabisblüten ebenfalls in Deutschland vermarkten zu wollen.

Im Mai 2017 informierte die **Bundesopiumstelle** auf ihrer Homepage, sie gehe davon aus, dass die Anbieter der jeweiligen Cannabisblüten den Fachkreisen mitteilen würden, welche Sorten für eine Verschreibung verfügbar wären (Seitenaufruf 25. Mai 2017). In der Praxis gestaltet sich das jedoch schwierig. Hierbei würde es sich um eine Werbung für nicht zugelassene Arzneimittel handeln, was nach Heilmittelwerbegesetz eigentlich nicht zulässig sein dürfte. Die Anbieter von Blüten müssten einen Weg finden, die gesamte deutsche Ärzteschaft regelmäßig über die Verfügbarkeit einzelner Sorten zu informieren. Dieser ist noch nicht etabliert. Gleiches gilt für Apotheken, denn auch diese müssen wissen, welcher konkrete Anbieter die verordneten Blüten dann auch liefern kann. Nur teilweise gibt es Einträge in der Lauer-Taxe. Insofern stellt dies eine äußerst unbefriedigende Situation sowohl für Ärzte als auch für Apotheken dar: Ärzte wissen nur sehr rudimentär, welche Sorten verfügbar sind. Wünschenswert ist es, dass hier die Behörde eine Übersicht der Sorten und Anbieter bereitstellt, damit sich die Fachkreise rasch ein Bild machen können, was verordnet und anschließend über welches Unternehmen bezogen werden kann.

Mit den verschiedenen Anbietern von Cannabisblüten oder Blütenextrakten kann auf unterschiedlichem Wege Kontakt aufgenommen werden, um Auskünfte zur Verfügbarkeit und zu Bestell- und Lieferbedingungen zu bekommen. Einige sind telefonisch oder per Mail erreichbar. Bei anderen ist es erforderlich, sich zunächst zu registrieren, um Zugang auf die jeweilige Homepage zu erhalten. Einige haben erklärt, sie würden kurz- bis mittelfristig einen Zugang über DocCheck einrichten. Da hier noch einiges im Fluss ist, sollte man dies im direkten Kontakt mit dem jeweiligen Unternehmen klären (▸ Kap. 10.8).

7

7.2 Extrakte aus Cannabisblüten

Einen standardisierten, Monografie-konformen Cannabisextrakt wird die Firma Bionorica ethics zukünftig anbieten. Dieser wird der DAC/NRF-Monografie C-054 „Eingestelltes, raffiniertes Cannabisölharz“ entsprechen, die bereits mit der DAC/NRF-Ergänzungslieferung 2016/2 veröffentlicht wurde.

Seit Oktober 2017 sind von der Firma Tilray zwei verschiedene THC-haltige, ölige Extrakte zur oralen Anwendung erhältlich. Als Lösungsmittel kommt dort Traubenkernöl zum Einsatz. Bei einem der beiden Produkte mit der Bezeichnung THC25 handelt es sich um einen Extrakt mit 25 mg THC/ml in einer Flasche mit 25 ml Inhalt. Die darin enthaltene Wirkstoffmenge beträgt 625 mg THC. Der zweite Extrakt, bezeichnet als THC10:CBD10, enthält in einem Gesamtvolumen von ebenfalls 25 ml die beiden Cannabinoide THC und CBD in einer Konzentration von jeweils 10 mg/ml Lösung. Beide Extrakte werden in einer weißen PET-Flasche geliefert, die eine Pipette enthält und kindergesichert ist. Die Extrakte müssen in der Apotheke bis zur Abgabe an den Patienten bei 2–8 °C lichtgeschützt und aufrecht stehend in einem abschließbaren Kühlschrank so gelagert werden, wie man das von Sativex® kennt. Der Patient kann die Flasche auch im Kühlschrank aufbewahren, muss das jedoch nicht. Er sollte sie dann aber einige Zeit vor Entnahme der nächsten Portion herauszunehmen und auf Raumtemperatur bringen, damit eventuelle Viskositätsänderungen bei einer tieferen Temperatur nicht zu einer Dosierungenauigkeit führen.

Bestellt werden können die Tilray-Extrakte entweder bei Noweda (vorerst) oder beim Importeur Paesel + Lorei direkt (▸ Kap. 10.8.5). Dabei ist zu beachten, dass bei Großhandelsbestellung dieser Kühlware die entsprechenden allgemeinen Großhandelsbedingungen gelten, während bei einer Direktbestellung beim Importeur noch zusätzlich eine Pauschale für den Kühltransport berechnet wird.

Alkoholische Cannabisextrakte werden derzeit in Deutschland standardmäßig nicht angeboten. Diese Extrakte gibt es in der Schweiz und sie werden mittels eines Vaporisators angewendet. Ob solche künftig auch bei uns erhältlich sein werden, ist derzeit nicht absehbar.

7.3 Dronabinol

Als verschreibungsfähige Substanz wird in Deutschland nur das in Anlage III des BtMG aufgeführte Dronabinol angeboten. Sie kann bei den Firmen THC Pharm GmbH in Frankfurt/M, Bionorica ethics GmbH in Neumarkt in der Oberpfalz sowie Fagron GmbH in Barsbüttel bestellt werden.

Mit Dronabinol können auf entsprechende ärztliche Anweisung hin Rezepturarzneimittel zur oralen Anwendung angefertigt werden. Dies sind zum einen 2,5 %ige ölige Tropfen und zum anderen Kapseln in den Stärken 2,5 mg, 5 mg und 10 mg. Hierzu gibt es die beiden NRF-Herstellungsvorschriften 22.7. (Kapseln) und 22.8. (Tropfen). Die Hersteller bieten zu Ihren Dronabinol-Wirkstoffsets auch **Herstellsets** an, mit denen die entsprechenden Medikamente hergestellt und dann auch lege artis abgefüllt werden können. Der Vorteil dieser Vorgehensweise ist der, dass dort für die Herstellung der öligen Tropfen gleich ein passendes Gefäß sowie ein passender Tropfer mit kindergesichertem Verschluss bzw. als Alternative eine Dosierpumpe wie auch eine ausreichende Menge des Lösungsmittels (palmitoylascorbinsäurehaltige mittelkettige Triglyceride) mitgeliefert wird. Der Arzt gibt die Dosierung in Milligramm Dronabinol vor. Die Lieferanten von Dronabinol bieten drei unterschiedliche Sets zur Herstellung öliger Tropfen an, die einen Senkrechttropfer, eine Dosierpumpe oder eine Dosierpipette enthalten. In der Apotheke wird dann anhand der NRF-Rezeptur 22.8. und entsprechend der Angaben in den unterschiedlichen Herstellsets ermittelt, welche Anzahl Tropfen oder Hübe bzw. wie viel Milliliter der Lösung der ärztlichen Vorgabe entsprechen und sie vermerkt dies auf dem Behältnis. Bei dem Herstellset für Kapseln werden das erforderliche Hartfett und eine ausreichende Anzahl an Kapseln in Pharmaqualität sowie ein leeres Gefäß mit kindergesichertem Verschluss mitgeliefert. Näheres dazu findet sich in ▸ Kap. 9.5.

7.4 Fertigarzneimittel

Das erste in Deutschland zugelassene Fertigarzneimittel war 2011 das Präparat **Sativex®** mit einer Kombination aus Tetrahydrocannabinol (THC) und Cannabidiol (CBD). Diese Kombination wird in der internationalen Literatur inzwischen oft als **Nabiximols** oder auch **Nabiximol** bezeichnet (USAN-Bezeichnung). Die Anwendung dieses Sprays ist so vorgesehen, dass sich der Patient einen oder mehrere Sprühstöße von 100 µl in den Mundraum verabreicht, bei denen er 2,7 mg THC und 2,5 mg CBD als Einzeldosis pro Sprühstoß zu sich nimmt.

Seit Januar 2017 wird mit Canemes® 1 mg Kapseln auch ein Fertigarzneimittel mit dem THC-Derivat Nabilon in Deutschland angeboten.

Auf ausländische Fertigarzneimittel mit in Deutschland verschreibungsfähigen Wirkstoffen wird im Folgenden näher eingegangen.

7.5 Importe ausländischer Fertigarzneimittel

Vom verschreibungsfähigen Stoff **Dronabinol** sind aktuell keine deutschen Fertigarzneimittel im Handel, in anderen Ländern gibt es solche jedoch. Somit dürfen diese von einem Arzt auch verschrieben werden. Sie müssen dann als Einzelimport gemäß § 73 Abs. 3 AMG (Arzneimittelgesetz) nach Deutschland eingeführt werden und stehen hier für eine Behandlung zur Verfügung.

Synthetisch hergestelltes **Dronabinol** wird zum Beispiel in den USA als Fertigarzneimittel **Marinol®** angeboten. Dort ist es zugelassen zur Behandlung von Übelkeit bei einer Chemotherapie von Tumoren sowie bei Appetitlosigkeit bei Gewichtsverlust von HIV-Patienten. Im Handel sind Kapseln in den Stärken 2,5 mg, 5 mg und 10 mg. In den USA sind auch Generika verfügbar, die aber nur für die Appetitsteigerung bei HIV-Patienten zugelassen sind.

7.5.1 Ablauf eines Imports

Bevor ein Einzelimport nach § 73 Abs. 3 AMG aufgrund eines Kassen- oder Privatrezepts stattfinden kann, muss die Apotheke prüfen, ob dieser auch zulässig ist. Dazu gehört vor allem abzuklären, ob es sich bei dem verordneten Arzneimittel wirklich um ein zugelassenes Fertigarzneimittel handelt. Portionierte Cannabisblüten fallen nicht hierunter. Auf dem Rezept muss also Marinol® neben den weiteren Pflichtangaben nach § 9 Abs. 1 BtMVV stehen.

- Handelt es sich um ein Rezept einer **Primärkasse**, so sollte unbedingt die betreffende Kasse vor der Beschaffung kontaktiert und der jeweilige Regionalvertrag geprüft werden. Die Abgabe ohne vorherige Genehmigung durch die Kasse ist nicht empfehlenswert, um sich nicht dem Risiko einer Retaxation auszusetzen.
- Handelt es sich um ein Rezept einer **Ersatzkasse**, so sollte eine Genehmigung des Patienten vorliegen, damit eine Abgabe zulasten der Ersatzkasse erfolgen kann. Liegt diese nicht vor, so gibt es zwei Möglichkeiten: entweder das Rezept wird bis zur rechtlichen Klärung wie ein Privatrezept behandelt, wobei der Patient dieses zunächst selbst zahlen muss oder man holt, als Service der beschaffenden Apotheke, die Genehmigung durch die Ersatzkasse ein.

Darf der Einzelimport für einen solchen Patienten erfolgen, dann ist es am Ende bei der Abgabe erforderlich, die Sonder-PZN für die Abrechnung verschreibungspflichtiger Cannabishaltiger Fertigarzneimittel ohne Pharmazentralnummer (06460671) auf dem Rezept zu vermerken.

Bei Vorlage eines **Privatrezepts** für eine solche Verordnung steht nur die Prüfung an, ob der Einzelimport rechtlich zulässig ist. Eine Rücksprache mit der Versicherungsgesellschaft ist dabei nicht notwendig, sie ist dem Patienten aber zu empfehlen. In jedem Fall muss aber eine Dokumentation gemäß § 18 ApoBetrO erfolgen.

Da die Vorratshaltung ausländischer Arzneimittel nicht erlaubt ist, hat eine deutsche Apotheke Marinol® nicht vorrätig. Sie kann es folglich erst bei Vorlage eines BtM-Rezepts beschaffen. Weil deutsche Apotheken im Regelfall nur am BtM-Binnenhandel teilnehmen, dürfen sie keine BtM direkt aus dem Ausland einführen. Daher nimmt man mit einer sog. internationalen Apotheke oder einem Großhandel Kontakt auf, bei denen eine **Erlaubnis zur Einfuhr** (und der anschließenden Abgabe) von ausländischen BtM vorliegt. Einfuhren von BtM aus dem Ausland erfordern immer eine für das namentlich genau benannte Produkt gültige BtM-Erlaubnis, gleichgültig, wer ein BtM nach Deutschland einführen möchte. Der Ablauf der Einfuhr wird dann durch die Betäubungsmittel-Außenhandelsverordnung (BtMAHV) über ein sehr komplexes und leider auch zeitaufwendiges Verfahren geregelt, das keinesfalls in einem Zeitraum von 7 Tagen abgeschlossen ist. Daher kann das BtM nicht wie gesetzlich gefordert binnen einer Woche beschafft und an den Patienten abgegeben werden. Dies muss die Apotheke bei der Beschaffung wissen und den Patienten auch darüber informieren. Sinnvoll kann es auch sein, den verordnenden Arzt zu kontaktieren, um z. B. anstelle von Marinol® eine Verschreibung für ein Rezepturarzneimittel mit Dronabinol zu erhalten. Welchen Einfluss die lange Beschaffungszeit auf die Abgabe und Dokumentation hat, wird nachfolgend beschrieben.

Im weiteren Verlauf stellt nun der deutsche Einführer bei der Bundesopiumstelle einen Antrag auf Einfuhr einer Packung Marinol®. Dieser muss stückzahlgenau erfolgen, z. B. über 60 Stück. Dafür erteilt die Behörde dann eine Einfuhrgenehmigung. Diese berechtigt dazu, die entsprechende Anzahl Tabletten oder Kapseln nach Deutschland einzuführen und erlaubt auch dem ausländischen Lieferanten bei seiner Überwachungsbehörde die Ausfuhr aus dessen Land zu beantragen. Erst wenn die beiden korrespondierenden Dokumente (deutsche Einfuhr- und ausländische Ausfuhrgenehmigung) vorliegen, kann der Versand erfolgen. Nach Eintreffen der Ware melden beide Seiten (Empfänger und Lieferant) ihren zuständigen Behörden, dass das Verfahren abgeschlossen ist und die Ware sich jetzt im anderen Land befindet. Dieser Prozess kann durchaus 6 Wochen oder erheblich länger dauern: Zwei Antragsteller müssen nacheinander aktiv werden, nicht zeitgleich, denn zuerst muss immer die Einfuhrgenehmigung vorliegen, ehe eine Ausfuhrgenehmigung ausgestellt werden darf. Zwei Behörden müssen die gestellten Anträge bearbeiten, der Postweg zu und von den Behörden sowie der Transportweg vom einen ins andere Land sind auch noch zu bedenken.

Nun erfolgt der zweite wesentliche Teil des gesamten Ablaufs: die innerdeutsche Abgabe nach der Betäubungsmittel-Binnenhandelsverordnung an die bestellende Apotheke. Der deutsche Einführer nutzt das Abgabebelegverfahren, um das ausländische Fertigarzneimittel dorthin zu liefern, wo eine deutsche Apotheke und der Patient dieses erwarten. Sofern eine internationale Apotheke selbst die Einfuhr veranlasst hat, gelangt das Arzneimittel noch schneller zum Patienten und kann direkt nach der Einfuhr an diesen abgegeben werden.

Obwohl mehrere Wochen zwischen der Vorlage des BtM-Rezepts und der jetzt anstehenden Abgabe in der Apotheke vergangen sind, ist eine Sorge wegen dessen Gültigkeit unbegründet und keinesfalls darf ein zweites BtM-Rezept angefordert werden. In diesem Fall erlaubt die BtMVV nämlich durch den § 12 Abs. 1 Nr. 1c ausdrücklich die Abgabe und damit die Belieferung des BtM-Rezepts erst einige Wochen nach dessen Ausstellung. Die normale **Gültigkeitsfrist** von 7 Tagen ist hier nicht relevant. Der betreffende Passus im abgebildeten Verordnungstext stellt klar, dass es sich auch bei einer späteren Abgabe noch um eine gültige BtM-Verschreibung handelt:

> Betäubungsmittel dürfen […] nicht abgegeben werden:
> 1.) auf eine Verschreibung, […]
> c) die bei Vorlage vor mehr als sieben Tagen ausgefertigt wurde, ausgenommen bei Einfuhr eines Arzneimittels nach § 73 Abs. 3 Arzneimittelgesetz […]

Ein solches BtM-Rezept für ein Importarzneimittel darf also auch noch nach vielen Wochen beliefert werden.

7.5.2 Dokumentation

Und was geschieht nun mit diesem BtM-Rezept bei dessen konkreter Belieferung, also bei der Abgabe von Marinol® an den Patienten bezüglich der Dokumentation? Hier wird derjenige Tag eingetragen, an dem das Arzneimittel abgeholt wird. Zusätzlich ist in jedem Fall ein Vermerk auf dem Rezept und in der Bestandsdokumentation aufzubringen, der diesen Sachverhalt dokumentiert und damit klarstellt, dass hier keine verbotene Abgabe nach Ablauf der Gültigkeit des Rezepts stattgefunden hat. Laut Auskunft des Deutschen Apotheken Portals (DAP) könnte hier zum Beispiel stehen: „Verlängerte Rezeptgültigkeit, da Einzelimport nach § 73 Abs. 3 AMG erforderlich". Andere Textvarianten sind jedoch ebenfalls zulässig, denn eine amtliche Vorgabe, wie die Formulierung genau lauten müsste, existiert nicht. Wichtig ist darüber hinaus, diesen Hinweis mit Datum und Namen zu versehen.

Literatur

Cremer-Schaeffer P. Cannabis. Was man weiß, was man wissen sollte. 2. Aufl., Hirzel Verlag, Stuttgart 2017

Drucksache BT 18/4539 vom 02.04.2015; Antwort der Bundesregierung auf die kleine Anfrage der Abgeordneten Frank Tempel, Jan Korte, Matthias W. Birkwald, weiterer Abgeordneter und der Fraktion DIE LINKE – Drucksache 18/4315–2015

Drucksache BT 18/8965 vom 28.06.2016, Gesetzentwurf der Bundesregierung. Entwurf eines Gesetzes zur Änderung betäubungsmittelrechtlicher und anderer Vorschriften. 2016

Health Canada, Homepage des Kanadischen Gesundheitsministeriums, www.hc-sc.gc.ca/index-eng.php (Zugriff 13.10.2017)

MedCann GmbH (jetzt Spektrum Cannabis), Information zur Änderung der Cannabinoidgehalte, 19. April 2017

Single Convention on Narcotic Drugs, 1961

8 Dosierung und Art der Anwendung

Klaus Häußermann

8.1 Dosisfindung

Bei einer Cannabistherapie können bei den Patienten auch unangenehme Nebenwirkungen auftreten, die sich anfangs bspw. in Abdominalschmerzen oder Übelkeit, Schwindel, Nervosität oder Benommenheit, aber auch in Tachykardie oder allgemeiner Schwäche sowie weiteren Symptomen äußern können.

MERKE Um Nebenwirkungen auszuschließen bzw. zu minimieren, sollte zu Beginn stets langsam titriert werden, bis eine wirksame Dosis erreicht ist („start low, go slow").

Dies gilt für Blüten und Extrakte ebenso wie für Rezepturarzneimittel oder die Anwendung eines Fertigarzneimittels. Ärzte, die Patienten mit cannabisbasierten Medikamenten behandeln, berichten davon, dass diese Phase oft weniger als 2 Wochen dauert. Im Gegensatz dazu weist die Firma THC Pharm in ihren „Anwendungshinweisen für Dronabinol-Patienten" darauf hin, dass es auch bis zu 4 Wochen dauern kann, bis sich eine adäquate Dosierung herauskristallisiert hat. Diese längere Anpassungsphase ist dabei als normaler Prozess anzusehen und kann dazu beitragen, dass Nebenwirkungen gar nicht erst auftreten oder sie zumindest vermindert werden. Cannabisbasierte Arzneimittel unterscheiden sich hier nicht von anderen Arzneimitteln, bei denen Patienten gelegentlich eine Therapie aufgrund der Nebenwirkungen beenden. Es kann durchaus vorkommen, dass einzelne Patienten bereits bei relativ niedrigen Dosierungen unerwünschte Wirkungen erleben, die auch persistieren können. Andere Patienten wiederum vertragen hohe Dosierungen, ohne jemals davon betroffen zu sein. Hier besteht eine große Bandbreite. Eine Rolle bei der Verträglichkeit spielt zudem, ob und welche Erfahrungen Patienten in ihrem Leben bereits mit Cannabis gemacht haben. Nebenwirkungen aufgrund einer zu raschen Dosissteigerung sollten unbedingt vermieden werden, da der Patient sonst möglicherweise eine weitere Therapie mit Cannabis ablehnt, obwohl eine erfolgreiche Behandlung durchgeführt und eine Besserung der Beschwerden erzielt werden könnte.

8.2 Dosierung

Nachfolgend sind Dosierungen aufgeführt, die sich aus bereits zugelassenen Fertigarzneimitteln oder daran sich orientierenden Rezepturarzneimitteln ergeben haben. Die Bandbreite an Tagesdosierungen von THC ist darüber hinaus abhängig von der jeweiligen Indikation und schwankt zum Teil erheblich. So ergab sich bei einer Studie von Wade und Kollegen bei 160 MS-Patienten ein Bereich von 2,5–120 mg THC pro Tag. In einer anderen Untersuchung mit 25 wegen Rückenmarksverletzungen mit THC behandelten Patienten betrugen die Tagesdosierungen 15–60 mg.

Einen allgemeinen Überblick über die Dosierung mit Cannabinoiden bietet der folgende ▸ Kasten.

Übersicht zur Dosierung von Cannabinoiden

- Einschleichende Dosierung,
- Beginn mit 1–2 × 2,5 mg Dronabinol, 1 × 1 mg Nabilon oder 1 Sprühstoß Sativex® täglich,
- alle 1–2 Tage um eine Einheit (2,5 mg Dronabinol, 0,5 mg Nabilon, 1 Sprühstoß Sativex®) steigern bis zum Erreichen der gewünschten Wirkung oder dem Eintritt von Nebenwirkungen,
- beim Auftreten von Nebenwirkungen um eine Einheit reduzieren,
- die zugelassene maximale Tageshöchstdosis für Sativex® beträgt 12 Sprühstöße/Tag,
- therapeutische Dosierungen von Dronabinol liegen – je nach Indikation und individuellem Ansprechen und Verträglichkeit – üblicherweise zwischen 5 und 30 mg/Tag,
- übliche Tagesdosen für Nabilon liegen bei 1–4 mg, im Allgemeinen beträgt die Dosis nicht über 6 mg.

8.2.1 Tagesdosis Cannabisblüten

Während *Hazekamp et al.* (2013) in einer niederländischen Studie mit 5.540 Patienten auf eine durchschnittliche Tagesdosis von 0,68 g Blüten pro Tag kommen, wird in einer Zusammenfassung der IACM (Internationale Arbeitsgemeinschaft für Cannabinoidmedikamente) von Tagesdosen im Bereich von 2–3 g berichtet. Hier wurden Patienten in 31 Ländern mittels eines standardisierten Fragebogens nach diversen Parametern befragt, darunter auch zur Menge des eingenommenen Arzneimittels. Die Patienten gaben dabei an, durchschnittlich 3,4 g in essbarer Form gegenüber 2,4 g als Tee zu sich genommen zu haben. Bei jenen, die einen Vaporisator verwendeten oder Cannabis rauchten, ergaben sich Tagesdosen von durchschnittlich 3 g. In der Praxis in Deutschland werden 1–1,5 g als Durchschnitt genannt, wobei einzelne Patienten einen erheblich darüber oder darunter liegenden Tagesbedarf haben. In einem extremen Fall war sogar eine Tagesdosis von 10 g Cannabisblüten erforderlich, wofür der betreffende Patient im Sommer 2016 auch eine BtM-Erlaubnis nach § 3 Abs. 2 BtMG erhalten hatte, in einem anderen Fall waren dagegen 0,1 g ausreichend. Im Allgemeinen wird die Bandbreite therapeutischer Tagesdosen heute mit 0,1 bis 3 g angesehen.

Bei der Verschreibung von Cannabisblüten wird sich der Therapeut abhängig vom Erkrankungsbild des Patienten bezüglich der zu verordnenden Sorten und Mengen herantasten. Vor allem aber kann sicher keine konkrete Empfehlung für jeden einzelnen Patienten gegeben werden. Die jeweils erforderliche Einzel- und Tagesdosis muss im Zusammenspiel von Arzt und Patient ermittelt werden. Hierzu wird der Arzt auch eine entsprechende Gebrauchsanweisung an den Patienten aushändigen, die vom Patienten in der Apotheke auch vorgelegt werden muss, damit das Behältnis korrekt gem. § 14 ApBetrO beschriftet werden kann (▸ Kap. 6.3).

8.2.2 Tagesdosis Cannabisextrakt

Bei der Eindosierung eines Cannabisvollextrakts (mit definiertem Gehalt an THC), kann sich der Therapeut an den Empfehlungen zu reinem Dronabinol und am zugelassenen THC-haltigen Fertigarzneimittel **Sativex®** orientieren.

8.2.3 Tagesdosis Dronabinol

Eine verbindliche Vorgabe zur Dosierung der als Rezepturarzneimittel hergestellten Medikamente – vor allem auch zu Beginn der Behandlung – gibt es derzeit noch nicht. Üblicherweise startet man mit einer Einzeldosis von 2,5 mg Dronabinol täglich, wegen der häufig sedierenden Wirkung von THC vorzugsweise abends. Diese wird in der Regel gut vertragen, da kaum subjektiv wahrnehmbare psychotrope Wirkungen hervorgerufen werden. Die pharmakologischen Effekte von Dronabinol sind dosisabhängig und schwanken unter Umständen von Patient zu Patient erheblich.

> ■ **MERKE** Die pharmakologischen Effekte von Dronabinol sind dosisabhängig und schwanken unter Umständen von Patient zu Patient erheblich.

Vor allem zu Beginn ist eine engmaschige Kontrolle empfehlenswert, um auf Nebenwirkungen rasch reagieren und die Dosis anpassen zu können.

Dosierung bei Appetitlosigkeit

Die in den NRF-Rezepturen 22.7. (Kapseln) und 22.8. (Tropfen) genannten Dosierungen entsprechen jenen von Marinol®. Zur **Appetitsteigerung** beträgt die Einstiegsdosis 5 mg Dronabinol, aufgeteilt auf zwei tägliche Einnahmen von jeweils 2,5 mg. Ursprünglich wurde empfohlen, das Arzneimittel jeweils vor dem Frühstück und dem Abendessen einzunehmen. Dies ist inzwischen nicht mehr haltbar. Die praktische Erfahrung und wissenschaftliche Studien zeigen, dass die Medikamente genauso gut auch zu oder nach dem Essen eingenommen werden können. Sollten bei dieser Dosierung Probleme mit der Verträglichkeit auftreten, so kann die initiale Dosis auf 1-mal 2,5 mg reduziert werden. Bei unzureichendem therapeutischem Effekt kann eine erneute, vorsichtige Dosiserhöhung zu einem späteren Zeitpunkt versucht oder der Wechsel auf eine andere Darreichungsform von Dronabinol erwogen werden. Verwendet man zur Titration anstatt der 2,5 mg-Kapseln die Tropfen, so lässt sich eine feinere Abstufung der Dosierung erzielen. Dies kann insbesondere zu Beginn der Behandlung und damit im Prozess der Gewöhnung an den Arzneistoff vorteilhaft sein. Sobald eine günstige Erhaltungsdosis erreicht ist, kann wieder auf die Kapseln umgestellt werden.

Wenn keine oder nur minimale Nebenwirkungen auftreten, kann die Dosis auf 2,5 mg morgens und 5 mg abends oder sogar auf 2-mal 5 mg täglich erhöht werden. Nach den Ausführungen der FDA sprach die Mehrzahl der Patienten bereits auf eine 2-malige Gabe von jeweils 2,5 mg gut an. Dies wird jedoch von deutschen Ärzten, die Erfahrung im Umgang mit Dronabinol haben, als eine eher geringe Dosierung betrachtet. Bei einem unzureichenden Ansprechen kann die Dosis langsam und abhängig von der jeweiligen Verträglichkeit auf die erforderliche Menge an THC pro Tag erhöht werden.

Nach aktueller Studienlage kann zumeist mit der 2-mal täglichen Gabe von 10 mg Dronabinol ein guter therapeutischer Effekt erzielt werden, ohne dass dabei relevante Nebenwirkungen auftreten. Eine weitere Erhöhung über diesen Wert wird seitens des US-amerikanischen Herstellers nicht empfohlen, kann aber in einzelnen Fällen erforderlich werden.

Tab. 8.1 Dosierungen von Dronabinol auf Basis des zugelassenen Fertigarzneimittels Marinol® [mg Dronabinol]

Indikation	Dosierung
Appetitsteigerung/Anorexie bei Patienten mit HIV-Erkrankungen	Beginn 5 mg/Tag, aufgeteilt auf 2 × 2,5 mg, Steigerung auf 10 mg/Tag, aufgeteilt auf 2 × 5 mg Maximal 20 mg/Tag, aufgeteilt auf 2 × 10 mg Die Mehrzahl der Patienten sprach auf eine Tagesdosis von 10 mg gut an. Eine Tagesdosis von 20 mg sollte nicht überschritten werden.
Antiemetikum im Rahmen einer Chemotherapie von Tumoren	3- bis 4-mal 5 mg, Tagesdosis 20 mg Initialdosis 1–3 Stunden vor Chemotherapie, dann alle 2–4 Stunden nach Chemotherapie

Tab. 8.2 Übersicht einiger ausgewählter Indikationen und Tagesdosen. Information für Fachkreise, 3. Auflage, THC Pharm GmbH

Indikation	Tagesdosis [mg] min–max	Durchschnittliche typische Tagesdosis [mg]
Kachexie, Anorexie	5–20	5
Spastik, MS, Querschnittslähmung	5–30	15
Schmerzen	5–50	15
Übelkeit und Erbrechen	10–50	30
Bewegungsstörung	10–30	15

Dosierung bei Übelkeit und Erbrechen infolge einer Chemotherapie

Wird Dronabinol als **Antiemetikum** im Rahmen einer Chemotherapie von Tumoren eingesetzt, so nennt die FDA hier eine 3- bis 4-malige tägliche Gabe von 5 mg. Diese Empfehlung findet sich ebenfalls in den NRF-Rezepturen für ölige Tropfen und Kapseln. Wichtig ist eine vorsichtige Titration beginnend mit der kleinsten Dosis, um zu sehen, wie der betreffende Patient die Therapie verträgt. Zur feineren Abstufung bietet sich in der Anfangszeit ebenfalls die Verwendung der öligen Tropfen an. Beim Einsatz von THC als Antiemetikum bei **pädiatrischen Patienten** führt die FDA dieselben Dosierungen an wie für Erwachsene. Für die Behandlung von Kindern bietet sich neben den üblicherweise verordneten 2,5 und 5%igen Lösungen eventuell auch die Verschreibung einer 1%igen Lösung von Dronabinol an.

Erfahrungen mit zugelassenen Arzneimitteln und die Ausführungen der FDA zur Anwendung von Marinol® können hier ebenfalls herangezogen werden. Die Dosierung sollte immer individuell angepasst werden (◘ Tab. 8.1).

Dosierung bei weiteren Indikationen

Wenn künftig als Rezepturarzneimittel verschriebenes Dronabinol oder auch Cannabisextrakte erstattungsfähig sind, so werden sich aufgrund der vielfältigen Einsatzmöglichkeiten von cannabisbasierten Medikamenten weitere Indikationen ergeben. Auch dort wird man individuell die wirksame Einzel- und Tagesdosis ermitteln, wie das schon bisher bei der Behandlung von Appetitlosigkeit und Übelkeit der Fall ist.

Es wird nicht möglich sein, Ärzten, die im Umgang mit Cannabis noch unsicher sind, starre Empfehlungen zu verschiedensten Einzel- und Tagesdosierungen sowie zu den diversen Einsatzgebieten zu geben. Zunächst ist es hilfreich, die Angaben aus den NRF-Rezepturen für Dronabinol-Tropfen und Kapseln zu nennen, da sich diese mit den Angaben zu den zugelassenen Fertigarzneimitteln decken. Hinweise zur Dosierung bietet auch die Arbeitsgemeinschaft Cannabis als Medizin (ACM) auf ihrer Website (siehe ▸ Kap. 10.1). Der Bereich von Tagesdosen und typischerweise eingesetzten Dosierungen bei einigen ausgewählten Indikationen zeigt ◘ Tab. 8.2, wobei es sich hier nur teilweise um Angaben aus zugelassenen Arzneimittelstudien handelt.

8.2.4 Tagesdosis Fertigarzneimittel

Der Hersteller des Arzneimittels **Sativex**® empfiehlt bei der indikationsgerechten Anwendung eine komplexe Titrationsphase, bei der der Patient mit einem Sprühstoß in den Mund am Nachmittag oder Abend beginnen soll (◘ Tab. 8.3). Mit einem Sprühstoß werden dem Patienten 2,7 mg Tetrahydrocannabinol (THC) und 2,5 mg Cannabidiol (CBD) verabreicht. Die abendliche Gabe bietet dabei den Vorteil, dass ein eventuell auftretendes Unwohlsein oder eine Sedierung „verschlafen“

Tab. 8.3 Titration von Sativex®. Nach Fachinformation 2015

Tag	Anzahl Sprühstöße am Morgen	Anzahl Sprühstöße am Abend	Gesamtanzahl der Sprühstöße pro Tag
1	0	1	1
2	0	1	1
3	0	2	2
4	0	2	2
5	1	2	3
6	1	3	4
7	1	4	5
8	2	4	6
9	2	5	7
10	3	5	8
11	3	6	9
12	4	6	10
13	4	7	11
14	5	7	12

wird. Am 2. Tag wird die abendliche Einnahme mit einem Sprühstoß Sativex® wiederholt, erst an Tag 3 erfolgt die Erhöhung auf zwei Sprühstöße mit einer Tagesdosis von 5,4 mg THC und 5,0 mg CBD. Bei guter Verträglichkeit am 4. Tag kann an Tag 5 eine zusätzliche morgendliche Dosis eingenommen werden. An den Tagen 6 und 7 soll die abendliche Dosis jeweils um einen Sprühstoß erweitert, die morgendliche mit einem beibehalten werden. An Tag 8 werden demnach morgens zwei und abends vier Sprühstöße appliziert, womit man bei einer Tagesdosis von 16,2 mg THC und 15 mg CBD angelangt ist. Dies stellt die mittlere Dosis für Patienten mit Multipler Sklerose dar, die in klinischen Studien als wirksam angesehen wurde.

Sollte damit noch kein ausreichender therapeutischer Effekt erzielt worden sein, so wird an Tag 9 die abendliche Dosis auf fünf Stöße erhöht. Bei weiterhin ungenügender Wirkung werden am 10. Tag die morgendliche und am 11. Tag zusätzlich die abendliche Dosis auf eine Tagesdosis von neun bzw. zehn Stößen erhöht. An Tag 12 wird morgens auf vier Stöße und am Tag 13 auch die abendliche nochmals um einen Stoß auf dann sieben und insgesamt elf Stöße erhöht. Sollte auch das nicht ausreichen, so gibt der Hersteller vor, dass an Tag 14 eine zusätzliche morgendliche Gabe auf dann insgesamt zwölf Stöße verabreicht wird. Diese Dosis soll nicht überschritten werden. Dabei erhält ein Patient eine gesamte Tagesdosis in Höhe von 32,4 mg THC und 30 mg CBD.

MERKE Die Zahl der Sprühstöße soll maximal um einen pro Tag erhöht werden.

Wenn man eine wirksame Dosis erzielt hat, die ja nicht immer bei der Höchstdosis liegen muss, so kann der Patient diese – natürlich abhängig von der individuellen Verträglichkeit und seinem Tagesablauf – über den Tag hinweg verteilen. Es ist durchaus möglich, dass die einmal erreichte Dosierung bei einem guten Ansprechen auch wieder reduziert werden kann. Einige Patienten berichten von einer Schwellendosis, ab welcher die Wirkung wieder nachlässt Andererseits kann auch die erneute Erhöhung einer zuvor ausreichenden Tagesdosis erforderlich werden. Der Hersteller empfiehlt – vermutlich aus Gründen der Verträglichkeit – dass eine Höchstdosis von zwölf Sprühstößen möglichst nicht überschritten wird.

Bei indikationsgerechtem Einsatz empfiehlt der Hersteller von Canemes® 1 mg Kapseln eine 2-malige Gabe von 1–2 Kapseln, entsprechend 2–4 mg Nabilon täglich. Als maximale Tagesdosis werden 6 mg Nabilon genannt, wobei diese dann auf drei Einzelgaben verteilt werden soll. Für das Importarzneimittel Marinol® wird vom Hersteller die 2-malige Gabe von 2,5–10 mg Dronabinol empfohlen, was einer Tagesdosierung von 5–20 mg entspricht.

8.3 Art der Anwendung

Cannabisblüten und alkoholische Cannabisblütenextrakte können inhaliert oder vaporisiert werden. Ölige Blütenextrakte und dronabinolhaltige Rezepturarzneimittel können zudem in Form von Kapseln, Tropfen oder einem Mundspray eingenommen werden. Experimentell wurden auch andere Wege gegangen: Die Applikation als Zäpfchen oder Infusion, als transdermale Arzneiform und als Augentropfen bei der Behandlung des Glaukoms.

Die Einnahme in Form von Haschischplätzchen oder als Tee ist aus pharmazeutischer Sicht eine weniger geeignete Anwendungsmethode, da die hierdurch zugeführte Menge an Cannabis unsicher ist. Zudem sind Cannabinoide nicht wasserlöslich. Neben der unter ▸Kap. 8.2.1 beschriebenen Anwendung in einem Vaporisator könnten Ärzte auf einer schriftlich mitgegebenen Gebrauchsanweisung vorgeben, dass der Patient Cannabisblüten für eine Stunde im Backofen auf 110–120 °C erhitzt. Dadurch wird eine optimale Decarboxylierung der in der Pflanze vorliegenden THC-Säuren in das phenolische THC erzielt. Die Siedetemperatur von THC liegt bei 155–157 °C, jene von CBD bei 180 °C. Durch eine einstündige Erhitzung im Backofen wird eine optimale Decarboxylierung erzielt, ohne dass die Cannabinoide verdampfen. Danach werden die erhitzen Blüten zerkleinert und eine abgewogene Menge davon oral eingenommen, bspw. auf einem Löffel Joghurt.

Auf einem Symposium in Berlin zur medizinischen Anwendung von Cannabis hatte der Präsident der Bundesapothekerkammer am 21. Juni 2016 angeboten, dass die DAC/NRF-Kommission weitere Rezepturvorschriften für abgeteilte Cannabisblüten zur Inhalation mittels eines Verdampfers bzw. zur peroralen Gabe in Form eines Dekoktes und der Anwendung durch einen Patienten einerseits und für Cannabisextrakte zur Inhalation mittels Verdampfer sowie zur peroralen Gabe andererseits erstellen könnte. Diese Vorschriften wurden inzwischen erarbeitet und veröffentlicht (▸Kap. 5.3.2).

8.3.1 Orale und inhalative Anwendung von Cannabisblüten

Die perorale Anwendung von Blüten stellt eine gewisse Schwierigkeit dar, da man aufgrund der mangelnden Wasserlöslichkeit der Cannabinoide keinen Tee für eine medizinische Verwendung im üblichen Sinne herstellen kann. Eine flüssige Darreichungsform ließe sich eventuell über einen Dekokt herstellen, was immer ein aufwändiges Verfahren ist. Trotzdem bietet die Bundesopiumstelle, wie auch das Büro für medizinisches Cannabis beim niederländischen Gesundheitsministerium (OMC, Office of Medicinal Cannabis) dem begleitenden Arzt neben der inhalativen auch die orale Anwendung der Cannabisblüten in einer Teezubereitung an.

Teezubereitungen

Die Zubereitung eines Cannabistees stellt nach einer Untersuchung an der Universität Leiden aus dem Jahr 2007 kein optimales Verfahren zur Aufnahme von Cannabinoiden dar. Danach führt eine Erhitzung für einen Zeitraum von 5–10 Minuten auf 100 °C nur zu einer unvollständigen Decarboxylierung der Cannabinoide und daher nur zu einer vergleichsweise geringen pharmakologischen Wirkung. Nach der Zubereitung eines Tees mit einem Gramm Cannabisblüten mit einem THC-Gehalt von 19,7 % betrug die mittlere THC-Konzentration 10 mg pro Liter und von THC-Säure 43 mg/l. Alternativ kann der Tee aber auch 60 Minuten gekocht werden, wie dies für Teezubereitungen in der chinesischen Medizin für harte und mineralische Stoffe praktiziert wird. Dem Tee muss unbedingt etwas Sahne zugesetzt werden, damit sich die kaum wasserlöslichen Cannabinoide gut im Getränk lösen.

> **Beispiel einer ärztlichen Anweisung für eine Teezubereitung**
>
> Kochen Sie 0,1 g Cannabisblüten 60 Minuten lang in 300 ml kochendem Wasser, dem Sie einen Teelöffel Sahne hinzugefügt haben. Trinken Sie nach dem Abkühlen und Umrühren davon morgens und abends jeweils die Hälfte. Sie können ihn kalt oder warm trinken und nach Belieben süßen.
>
> Wenn Sie es gut vertragen, steigern Sie am nächsten Tag auf 0,15 g Cannabisblüten auf 300 ml Wasser und so fort. Wenn Sie Nebenwirkungen verspüren, beispielsweise ein leichtes Schwindelgefühl, gehen Sie auf die vorherige Dosis zurück.
>
> Wenn Sie Ihre optimale Dosis ermittelt haben, können Sie den Tee für mehrere Tage im Voraus herstellen und im Kühlschrank aufbewahren. In der Dosierungsphase sollte die Teilnahme am Straßenverkehr vermieden werden, bis Sie sich wieder sicher fühlen.

Eine andere Möglichkeit zur flüssigen oralen Anwendung stellt das Kochen in einem Speiseöl dar. Bei 100 °C sollte das Pflanzenmaterial in Pflanzenöl für eine Zeitdauer von 1–2 Stunden erhitzt werden. Als Speiseöl sind Oliven-, Raps- oder auch Kokosöl geeignet. Es bietet sich an, eine definierte Menge von 5 g Blüten in 100 ml des ausgewählten Öls im Wasserbad zu erhitzen. Dabei gelangen die Cannabinoide und Terpene aus der Pflanze in das Öl und werden gleichzeitig decarboxyliert. Zugleich wird immer ein Extrakt mit reproduzierbarer Cannabinoid-Konzentration gewonnen.

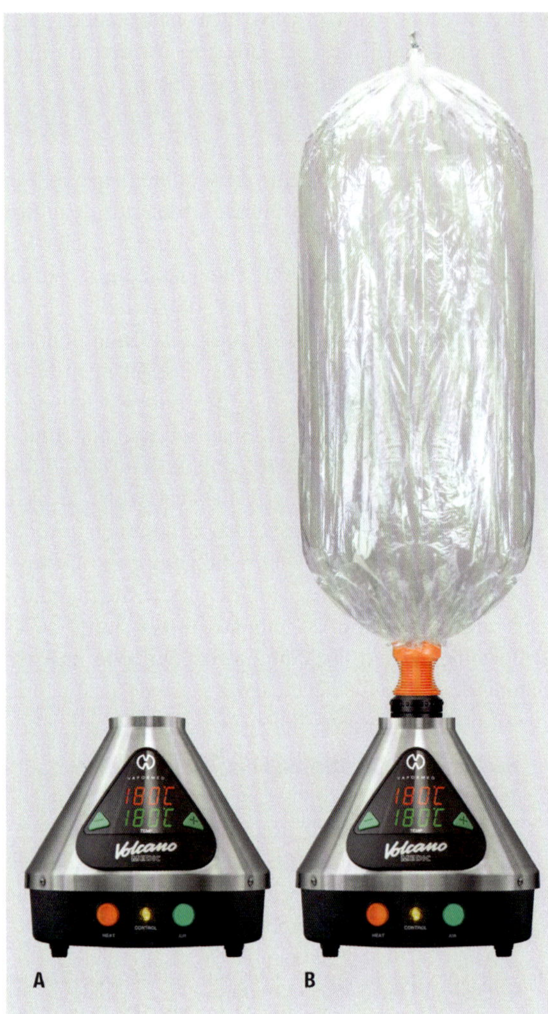

Abb. 8.1 A Volcano Medic, B Volcano Medic mit Ballon. Storz & Bickel GmbH

Inhalation

Cannabisblüten werden im Regelfall inhalativ genutzt. Die Beliebtheit der oralen Anwendung nimmt aber nach der Erfahrung jener Ärzte, die in den letzten Jahren Cannabis-Patienten betreut haben, zu. Mit inhalativer Anwendung ist nicht nur die gebräuchliche Anwendung als „Joint" oder „Bong" (Wasserpfeife) gemeint, sondern vielmehr die mittels eines speziellen Verdampfers, eines **Vaporisators**, bei dem eine bestimmte Menge Cannabisblüte kontrolliert erhitzt und dann die daraus entstehenden Cannabinoid-Aerosole inhaliert werden. In der nativen Droge liegt die Mehrzahl der arzneilich nutzbaren Cannabinoide, v. a. der beiden wesentlichen, THC und CBD, in Form ihrer inaktiven Carbonsäuren vor. Durch Erhitzen auf Temperaturen von 180–210 °C über einen Zeitraum von wenigen Minuten entstehen die freien und aktiven Formen von THC und CBD. Diese lassen sich auf dem Weg der inhalativen Anwendung am besten aufnehmen, sehr viel besser, als dies bei einer oralen Applikation der Fall ist. Die systemische Bioverfügbarkeit liegt nach inhalativer Anwendung in der Größenordnung von 10–35 %. Nach Informationen von Storz & Bickel, dem Hersteller von zertifizierten Verdampfern in Tuttlingen, können geübte Nutzer Werte von 29–40 % erreichen. Dies ist erheblich höher, als bei einer oralen Anwendung erzielt wird, bei der sich aufgrund eines hohen First-Pass-Metabolismus Werte von deutlich unter 15 % ergaben. Sie lagen bei verschiedenen Untersuchungen bei durchschnittlich 5–6 % (Spanne: 3–12 %). Allerdings ergibt sich hinsichtlich der Wirksamkeit kein relevanter Unterschied zwischen oraler und inhalativer Aufnahme, da als erster Metabolit 11-OH-THC (11-Hydroxy-THC) gebildet wird, der ein ähnliches Wirkungsspektrum hat wie THC. Die orale Aufnahme wird nicht selten sogar als effektiver beschrieben.

Der Schweizer Professor Brenneisen von der Universität Bern hatte bereits in den 1980er Jahren festgestellt, dass bei einer etwa 5-minütigen Erhitzung von THC auf 190 °C eine vollständige Decarboxylierung stattfindet, ohne dass bei diesem Prozess eine wesentliche Menge des inaktiven Oxidationsprodukts Cannabinol entsteht.

Vaporisatoren

Für die inhalative Anwendung von Cannabisblüten sind derzeit in Deutschland (und weltweit) nur zwei Geräte zugelassen und verfügbar. Beide werden vom Unternehmen Storz & Bickel in Tuttlingen hergestellt: das stationär zu verwendende Gerät **Volcano Medic** (Abb. 8.1) und der transportable Vaporisator **Mighty Medic** (Abb. 8.2), der auf Reisen mitgeführt werden kann, um auch unterwegs notwendige Anwendungen durchführen zu können. Apotheken in Deutschland wenden sich bei der Beschaffung der Vaporisatoren an die Firmen Fagron und WEPA. Beide Unternehmen vertreiben sowohl die Vaporisatoren als auch das entsprechende Zubehör für diese Zielgruppe. Alle anderen Kunden beliefert Storz & Bickel direkt. Beides sind zertifizierte Medizinprodukte. Inwieweit beide Geräte gleichzeitig (z. B. mobil oder für den häuslichen Gebrauch) verordnet werden können und vor allem dürfen, wird die nahe Zukunft zeigen. Der Hersteller dieser Vaporisatoren hat den Antrag gestellt, diese Geräte in das Hilfsmittelverzeichnis nach § 139 SGB V vom 27. Januar 2017 aufzunehmen. Bis zum Zeitpunkt der Manuskriptkorrektur (Oktober 2017) war jedoch noch keine Entscheidung gefällt worden. Die beiden ebenfalls von Storz & Bickel angebotenen Vaporisatoren Crafty und Plenty sind nicht als Medizinprodukte zertifiziert.

Funktionsweise

Grundsätzlich gibt es zwei Einsatzmöglichkeiten. Zum einen kann in Alkohol gelöstes Dronabinol (▸ Kap. 5.3.2) oder alkoholischer Cannabisextrakt mittels beiliegen-

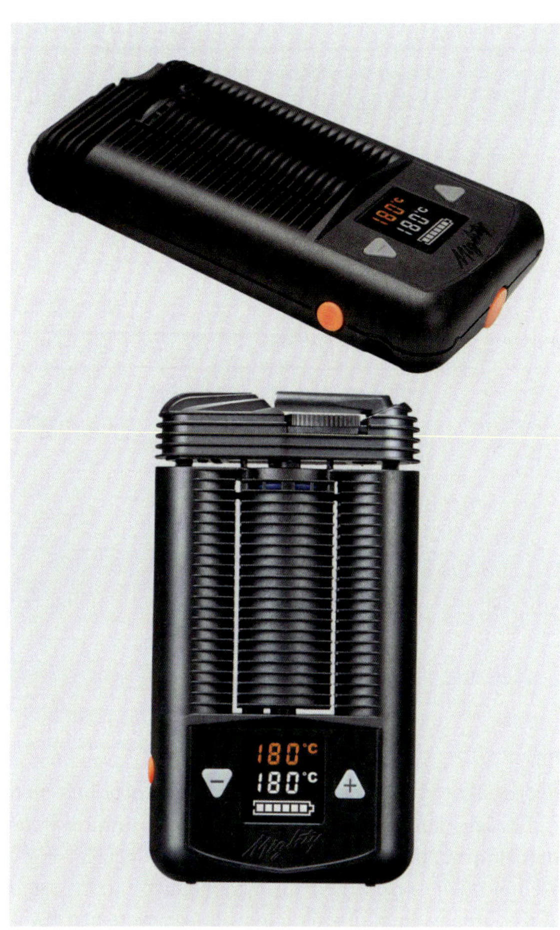

o Abb. 8.2 Mighty Medic. Storz & Bickel GmbH

dem Tropfenkissen verwendet werden, wobei hier zunächst in einem ersten Schritt bei einer niedrigeren Temperatur und eingeschalteter Luftpumpe der Alkohol abgedampft werden muss. Erst im zweiten Schritt werden die Cannabinoide durch Heißlufteinwirkung umgewandelt (decarboxyliert) und können inhaliert werden. Für diese Form von Cannabis ist jedoch nur der **Volcano Medic** ausgelegt.

Zum anderen können zerkleinerte oder granulierte Cannabisblüten verwendet werden. Das ist die bei uns in Deutschland zunächst ausschließliche Art der Anwendung. Dazu gibt der Anwender eine bestimmte Menge der vorbereiteten Blüten in eine Füllkammer, die dann auf den Vaporisator aufgesetzt wird. Wenn die Blüten unzerkleinert vorliegen, müssen diese in der beiliegenden Kräutermühle zunächst etwas zerkleinert werden. Hierzu ist es vorteilhaft, die Blüten im Kühlschrank oder sogar im Gefrierfach aufzubewahren, da sie sich dann besser mahlen lassen. Ein Teil der derzeit verfügbaren Cannabissorten wird als Granulat angeboten, das direkt verwendet werden kann.

Anschließend werden die Cannabisblüten auf eine zuvor eingestellte Temperatur (ca. 180 °C) erhitzt. Beim stationären Gerät **Volcano Medic** werden dann die aktiven Cannabinoide in aerosolischer Form in einen 12,5 Liter fassenden Ballon gepumpt (o Abb. 8.1). Dieser Ballon sitzt auf dem Vaporisator und ist mit einem Ventil versehen, welches verhindert, dass das Aerosol unkontrolliert ausströmen kann. Wenn der Ballon komplett befüllt ist, wird er abgenommen und das Mundstück aufgesetzt. Damit ist dann eine gezielte Einnahme der Aerosole möglich, da der Patient den Inhalt aktiv inhalieren muss. Die Inhalation sollte innerhalb von 10 Minuten nach Befüllung des Ballons abgeschlossen sein (o Abb. 8.3). So lange bleiben die Aerosole gasförmig stabil, ehe sie dann im Laufe der Zeit kondensieren und sich an der Ballonwand niederschlagen und damit für eine Inhalation verloren sind. Der Vorteil des Ventilballons ist, dass dieser eine komfortable Anwendung unabhängig vom Dampferzeuger erlaubt, so kann man damit z. B. auch gefahrlos im Bett inhalieren, da er weder heiß noch elektrisch ist.

In die Füllkammer des Volcano Medic können Mengen von bis zu 1 000 mg zerkleinerte oder granulierte Cannabisblüten eingebracht werden. Für eine reproduzierbare Dosierung sollte eine Menge an Cannabisblüten gewählt werden, die für genau eine Befüllung des Ballons ausreicht. Um Verschwendung zu vermeiden, sollten daher nur geringe Mengen wie z. B. 100 mg verwendet werden. Dies ist vor allem für neue und ungeübte Anwender sinnvoll. Erfahrene Anwender können die Füllkammer auch ganz befüllen und aus einer Füllkammer-Befüllung nach und nach mehrere Ballons abfüllen, auch über Tage hinweg. Der schnelle Wirkungseintritt von ca. 2–3 Minuten bei der Inhalation ermöglicht dem erfahrenen Anwender eine Titrierung (Selbstdosisfindung).

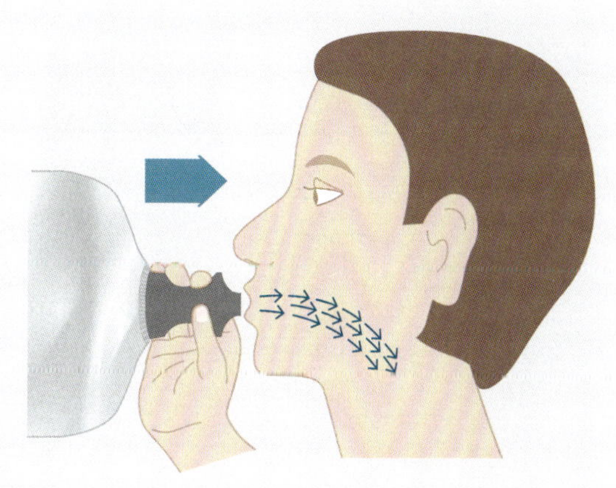

o Abb. 8.3 Inhalieren der aktiven Cannabinoide aus dem stationären Vaporisator Volcano Medic. Nach Storz & Bickel GmbH

Tab. 8.4 Anhaltswerte für Cannabisblüten mit einem beispielhaften Cannabinoidgehalt von 19 % THC und 0 % CBD

Cannabisblüten, Menge (Dosierkapsel)	Cannabinoidgehalt der Dosierkapsel	Cannabinoidgehalt im Aerosol (Dampf)	Cannabinoidgehalt im Blutkreislauf (systemische Verfügbarkeit) nach der Inhalation
50 mg	THC: 9,5 mg	Ca. 5 mg	Ca. 3 mg
100 mg	THC: 19 mg	Ca. 9,5 mg	Ca. 6 mg
150 mg	THC: 28,5 mg	Ca. 14 mg	Ca. 9,5 mg

Tab. 8.5 Anhaltswerte für Cannabisblüten mit einem beispielhaften Cannabinoidgehalt von 6 % THC und 7,5 % CBD

Cannabisblüten, Menge (Dosierkapsel)	Cannabinoidgehalt der Dosierkapsel	Cannabinoidgehalt im Aerosol (Dampf)	Cannabinoidgehalt im Blutkreislauf (systemische Verfügbarkeit) nach der Inhalation
50 mg	THC: 3 mg CBD: ca. 3,2 mg	Ca. 1,5 mg Ca. 1,6 mg	Ca. 1 mg Ca. 1,1 mg
100 mg	THC: 6 mg CBD : ca. 7,5 mg	Ca. 3 mg Ca. 3,7 mg	Ca. 2 mg Ca. 2,3 mg
150 mg	THC: 9 mg CBD: ca. 11 mg	Ca. 4,5 mg Ca. 5,5 mg	Ca. 3 mg Ca. 3,5 mg

MERKE Die Füllmenge (Quantität), der Wirkstoffgehalt (Qualität), die Verdampfungstemperatur und im geringeren Maße die Oberfläche (Zerkleinerungsgrad) hat einen wesentlichen Einfluss auf die Menge an verdampften und damit inhalierbaren Cannabinoiden.

Als Faustregel beim Verdampfen gilt, dass etwa ⅓ der in der Blüte enthaltenen Cannabinoide in den Blutkreislauf gelangt. Etwa die Hälfte der in der Blüte vorhandenen Cannabinoide kondensiert im Gerät oder bleibt im Träger zurück. Bei der Inhalation werden dann etwa ⅔ der inhalierten Cannabinoide über die Lungenbläschen (Alveolen) aufgenommen und geraten so in den Blutkreislauf (systemische Aufnahme). Das verbleibende Drittel wird exhaliert. Zum Vergleich: Bei der oralen Aufnahme gelangt etwa ⅒ der eingenommenen Cannabinoide in den Blutkreislauf, der Rest wird ausgeschieden. Je nachdem, wieviel Nahrung der Patient vorher zu sich genommen hat, kann bei der oralen Aufnahme der Wirkungseintritt etwa ½–1½ Stunden dauern, eine Selbstdosisfindung ist hier daher nicht so einfach zu bewerkstelligen.

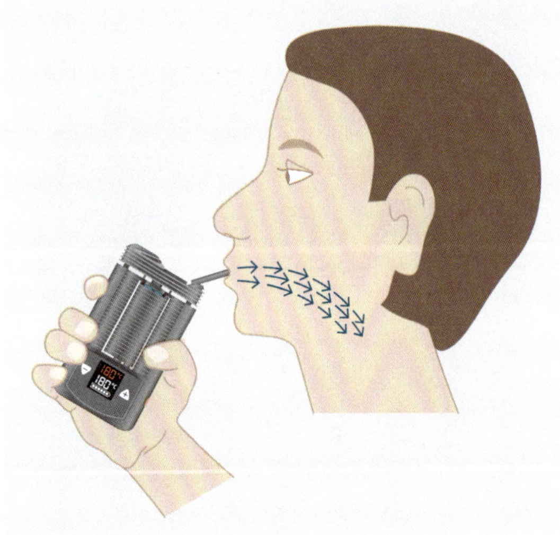

Abb. 8.4 Anwendung des transportablen Mighty Medic Verdampfers. Nach Storz & Bickel GmbH

Bei Beachtung der Gebrauchsanweisung und bei einer finalen Verdampfungstemperatur von 210 °C ergeben sich die folgenden in den Tabellen Tab. 8.4 und Tab. 8.5 aufgeführten beispielhaften Anhaltswerte für die Cannabinoide THC und CBD aus verschiedenen Sorten von Hanfblüten.

Um diese Werte zu erreichen, muss so lange inhaliert werden, bis beim Ausatmen kein Aerosol (Dampf) mehr zu erkennen ist. Der Inhalt der Füllkammer ist dann aufgebraucht.

Bei dem transportablen und akkubetriebenen **Mighty Medic** gibt es weder Pumpe noch Ballon wie beim Volcano, daher muss der Anwender die Luft per Lungenkraft durch das Gerät ziehen (Abb. 8.4). Das ist weniger komfortabel als beim Volcanoballon, da dieser praktisch keinen Zugwiderstand entgegensetzt. Beim Mighty Medic ist derzeit nur die Anwendung von Cannabisblüten möglich, nicht jedoch die von alkoholischen Lösungen (Tab. 8.6). Es gibt zwar vom Herstel-

Tab. 8.6 Tabellarischer Vergleich der Vaporisatoren

Volcano Medic	Mighty Medic
Füllkammervolumen 6,5 cm³ Füllmenge abhängig von der Beschaffenheit der Blüten (ca. 0,1 bis 1 Gramm) Normalbetrieb: Befüllung direkt mit Blüten, Optional: Verwendung von Dosierkapseln	Füllkammervolumen 1,4 cm³ Fassungsvermögen Dosierkapsel: ca. 150 mg gemahlene Blüten Normalbetrieb: Einsetzen von Dosierkapseln, Optional: Auch direkte Befüllung möglich
Zugwiderstand nahezu Null: Direktes Einatmen aus dem Ballon ohne größere Kraftaufwendung möglich	Zugwiderstand geringfügig ggü. Volcano Magic erhöht: Bei einer 6 Sekunden langen Inhalation wird ein Luftdurchfluss von etwa 1 Liter erreicht (aufzuwendende Kraft < 40 Millibar)
Neben der Verwendung von Cannabisblüten auch geeignet für Anwendung alkoholischer Extrakte (Tropfkissen, 2–20 Tropfen)	Keine Anwendung alkoholischer Cannabisextrakte möglich
Nur stationär zu betreiben (Netzanschluss)	Mobil (Akku)

ler mit Tropfenkissen ausgestattete Dosierkapseln zu kaufen, allerdings gibt es bisher keinen Unternehmer, der diese mit Dronabinol oder Cannabisextrakten ausrüstet und dabei das Lösungsmittel Alkohol entfernt. Das Gerät ist zur Mitnahme ebenso geeignet, wie zur vorübergehenden Anwendung zu Hause, im Krankenhaus oder in der Arztpraxis. Das Fassungsvermögen des transportablen Geräts ist geringer als das des stationären. Hier portioniert sich der Patient oder das Pflegepersonal 50, 100 oder 150 mg Cannabisblüten in die mitgelieferten Dosierkapseln. Mit der Lieferung des Geräts erhält der Patient acht solcher Dosierkapseln, mithilfe derer er komfortabel die Tagesdosierungen vorbereiten und diese gegebenenfalls mitnehmen kann. Diese Dosierkapseln sind offiziell Einmalartikel, sie können in der Praxis jedoch durchaus nach Gebrauch gereinigt und vielfach verwendet werden.

Die eingesetzte Cannabismenge in der Dosierkapsel wird im Gerät erhitzt und nach Erreichen der Verdampfungstemperatur (ca. 180 °C) strömen beim Inhalieren die aktiven Cannabinoid-Aerosole in das auf der Oberseite befindliche Kühlteil. Von dort aus werden die Cannabinoide über ein am Mundstück aufgestecktes Lippenteil aus Kunststoff direkt inhaliert. Dieses Lippenteil ist zum Einmalgebrauch gedacht und muss nach der Anwendung entsorgt werden.

Hochkonzentrierte Dämpfe können durchaus Reizungen der Atemwege (Hustenanfälle) auslösen. Die Verdampfungstemperatur ist dann abzusenken. Der Patient sollte ganz bewusst inhalieren und die Luft etwa 5 Sekunden lang anhalten.

Um die Wirkstoffmenge im Cannabis vollends auszuschöpfen, kann die Temperatur auf bis zu 210 °C erhöht und der Vorgang solange wiederholt werden, bis beim Ausatmen kein Dampf mehr erkennbar ist. Dann ist der Inhalt der Dosierkapsel aufgebraucht. Für Menschen mit Lungen- oder Atemwegserkrankungen ist die inhalative Applikation von Cannabinoiden nur eingeschränkt zu empfehlen.

8.3.2 Anwendung von Extrakten aus Cannabisblüten

Ölige Blütenextrakte werden nach ärztlicher Anweisung oral eingenommen. Da Cannabinoide fettlöslich sind, liegt das THC in einer Fettphase vor. Daher sollten diese Tropfen nicht in Wasser oder Tee eingeträufelt werden, da hierbei die Gefahr besteht, dass das THC anstelle der erwünschten Einnahme am Glasrand haften bleibt. Sinnvoll ist es, die Tropfen zur Einnahme direkt auf einen Löffel zu geben. Alternativ können sie auf einem Stück Brot, einem Butterkeks oder auf einem Stück Zucker eingenommen werden.

Wird die fertige Lösung im Kühlschrank gelagert, was im Falle einer Stabilisierung mit Palmitoylascorbinsäure nicht erforderlich ist, so kann es zu Viskositätsänderungen kommen, welche die Dosiergenauigkeit bei Nutzung des Senkrechttropfers nachteilig beeinflussen können. Daher sollte bei Anwendung mit einem Senkrechttropfer und der Lagerung im Kühlschank das Behältnis für etwa 1 Stunde vor Entnahme auf Raumtemperatur gebracht werden. Da Dronabinol licht- und hitzeempfindlich ist, empfiehlt es sich, diese für Kinder unzugänglich bei Raumtemperatur an einem dunklen Ort aufzubewahren, auch wenn die Lösung in einer braunen Glasflasche geliefert wird.

- **CAVE Diese so eingestellten Extrakte sind wegen des Gehalts an fettem Öl ausschließlich für eine orale Anwendung geeignet, sie dürfen keinesfalls verdampft und etwa über einen Vaporisator inhaliert werden!**

8

8.3.3 Anwendung von Dronabinol

Dronabinol wird als Rezepturarzneimittel in zwei verschiedenen Formen zur oralen Anwendung verschrieben und gemäß den beiden NRF-Rezepturvorschriften 22.7. (Kapseln) und 22.8. (Tropfen) hergestellt. Eine davon sind ölige Dronabinol-Tropfen, die eine feinere Dosierung ermöglichen. Die verschiedenen Anbieter von Dronabinol bieten auch jeweils Herstellsets für Kapseln und Tropfen an.

Daneben kann auch eine ethanolische Lösung mit 10 mg THC/ml gemäß der NRF-Rezepturvorschrift 22.16. zur inhalativen Anwendung verordnet werden (▸ Kap. 5.3.2).

In den Herstellsets für Tropfen finden sich Informationen der Anbieter über die enthaltene Menge Dronabinol in einem Tropfen der Lösung bzw. über die Anzahl Tropfen, die einem Gramm der fertig zubereiteten Lösung entsprechen. Die Charakteristika der verschiedenen Tropfeinrichtungen oder der sonstigen Applikationshilfen unterscheiden sich dabei voneinander. Mit der im Überschuss beigefügten Miglyollösung soll die Anzahl Tropfen pro Gramm in der Apotheke noch einmal überprüft werden, ohne dass dabei Dronabinol verbraucht wird. Es konnte nachgewiesen werden, dass die Zugabe von 2,5 % Dronabinol zu der Miglyollösung keine Veränderung der Tropfgenauigkeit nach sich zieht.

Wenn nicht die verfügbaren Herstellsets, sondern Braunglasflaschen, Tropfer oder Dosierpipetten anderer Anbieter verwendet werden, so müssen die jeweiligen Gehalte und die Anzahl der Tropfen oder Hübe separat ermittelt werden, um die ärztlich vorgegebene Menge für eine Einzeldosis zu erreichen. Falls sich die jeweils erforderliche Menge damit nicht eindeutig portionieren lässt, so sollte die Apotheke unbedingt mit dem Verschreibenden Kontakt aufnehmen. Im Dialog mit dem Therapeuten kann so eine praktizierbare Dosierung festgelegt werden und der Patient erhält zeitnah das erforderliche Medikament. Für die Anwendung der Dronabinol-Tropfen gilt dasselbe wie für die Tropfen des Blütenextrakts. Sie werden entweder direkt auf einem Löffel eingenommen oder die Tropfen werden auf ein Stück Brot, einen Keks oder Würfelzucker getropft und in der Form eingenommen. Ein Einrühren in Wasser oder Tee sollte auch hier unterbleiben. Sowohl für Topfen als auch für Kapseln gilt, diese immer entweder vor, zu oder nach dem Essen einzunehmen, damit es nicht zu größeren Schwankungen der Plasmaspiegel und somit zu einem veränderten Wirkeintritt kommt. In jedem Fall sollten die Arzneimittel immer zur selben Tageszeit eingenommen werden. Bei dem dronabinolhaltigen Fertigarzneimittel Sativex® wird vom Hersteller empfohlen, dieses stets vor dem Essen einzunehmen.

Wie im Falle der Cannabisextrakte gilt auch hier, dass die fertig zubereiteten Lösungen nicht im Kühlschrank aufbewahrt werden sollen, um die Gleichförmigkeit der Tropfen und damit die geforderten Dronabinolgehalte pro Tropfen nicht nachteilig zu beeinflussen. Sie sollen bei Raumtemperatur an einem möglichst dunklen Platz und vor dem Zugriff von Kindern geschützt aufbewahrt werden. Dronabinol-Kapseln sollten ebenfalls bei Raumtemperatur aufbewahrt werden. Die Haltbarkeit der öligen Dronabinol-Tropfen beträgt derzeit 6 Monate bei Raumtemperatur, wenn das palmitoylascorbinsäurehaltige Miglyol® bei der Herstellung verwendet wurde.

8.3.4 Anwendung von Fertigarzneimitteln

Sativex®

Das Fertigarzneimittel Sativex® ist ein im Mundraum anzuwendendes Spray, bei dem einzelne Sprühstöße appliziert werden. Die Empfehlung, dass zwischen den einzelnen Sprühstößen möglichst ein zeitlicher Abstand von 15 Minuten liegen sollte, ist bei höheren Dosierungen nicht mehr praktikabel. Die Nahrungsaufnahme hat einen Einfluss auf die Resorption.

■ **MERKE** Die Nahrungsaufnahme hat einen Einfluss auf die Resorption.

Damit keine übermäßigen Schwankungen der Bioverfügbarkeit beider Wirkstoffe auftreten, soll die Anwendung des Sprays in Verbindung mit Mahlzeiten in einer standardisierten Art erfolgen. Dies bedeutet, das Arzneimittel abhängig vom individuellen Tagesablauf immer zur gleichen Zeit, also vor, zu oder nach den Mahlzeiten zu applizieren. Den gewählten Zeitpunkt sollte man auch zur besseren Einschätzung der Wirkung beibehalten.

Die beiden Wirkstoffe THC und CBD in Sativex® werden nach dem Einsprühen in den Mundraum schnell resorbiert und sind bereits nach 15 Minuten im Plasma nachweisbar, wobei dies sich nicht wesentlich von der peroralen Gabe einer öligen Lösung unterscheidet. Die Einnahme einer Mahlzeit und die gleichzeitige Anwendung des Arzneimittels erhöhen die durchschnittlichen C_{max}- und AUC-Werte beider Stoffe gegenüber einer Nüchtern-Einnahme. Bei THC sind diese um 1,6- und 2,8-mal höher als in nüchternem Zustand, bei CBD erhöhen sich die entsprechenden Parameter sogar um das 3,3- bzw. 5,1-Fache. Allerdings wurde festgestellt, dass bei allen gemessenen Parametern erhebliche **interindividuelle Schwankungen** auftraten. Aber auch patientenindividuell ergaben sich nach einer mehrfachen Anwendung einer bestimmten Zahl von Sprühstößen Veränderungen. Bei einer Untersuchung eines kleinen Kollektivs reduzierte sich bei den meisten Patienten nach mehrtägiger Anwendung der Wert von C_{max} von THC, in einem Fall gab es dagegen eine Erhöhung. Bei CBD wurde mehrheitlich ebenfalls eine Reduktion, in vielen Fällen jedoch auch eine Erhöhung der C_{max} beobachtet.

Während das noch nicht geöffnete Arzneimittel im Kühlschrank bei 2–8 °C gelagert werden muss, kann die Sprühflasche nach Anbruch auch bei Raumtemperatur, jedoch nicht oberhalb von 25 °C aufbewahrt werden. Nach Anbruch beträgt die Haltbarkeit der Lösung 42 Tage. Aus einer Flasche mit 10 ml Inhalt lassen sich bis zu 90 Sprühstöße entnehmen.

Canemes®

Canemes® sind Hartgelatinekapseln mit 1 mg Nabilon und für die Behandlung Erwachsener vorgesehen. Am Vorabend der Chemotherapie wird 1 Kapsel mit einem Glas Wasser eingenommen, 1–3 Stunden vor dem Start der Chemotherapie dann eine weitere. Eine Steigerung auf 2-mal 2 Kapseln bis 48 Stunden über das Ende des betreffenden Chemotherapie-Zyklus hinaus ist möglich. Bei einer Gabe von 6 Kapseln pro Tag sollte diese Tagesdosis auf drei Einnahmen aufgeteilt werden.

Marinol®

Beim Importarzneimittel Marinol® handelt es sich um oral anzuwendende Kapseln. Die Hersteller empfehlen die Einnahme vor dem Frühstück und dem Abendessen. Die Kapseln könnten aber durchaus auch zu oder nach den Mahlzeiten eingenommen werden. Hierbei empfiehlt sich, dass das Arzneimittel wegen der Beeinflussung der Resorption durch Nahrung immer zum selben Zeitpunkt eingenommen wird.

Literatur

AbbVie-Information, Anbieter von Marinol®, www.marinol.com/hcp/dosing-appetite-stimulation, Download 21.08.2016

Anwendungshinweise für Dronabinol-Patienten, THC Pharm GmbH, Frankfurt/M

Fachinformation Canemes®, Stand Oktober 2016

Fachinformation Sativex®, Stand März 2015

FDA-Information zu Marinol® www.fda.gov/ohrms/dockets/dockets/05n0479/05N-0479-emc0004-04.pdf, Download 21.08.2016

Fünfundzwanzigste Verordnung zur Änderung betäubungsmittelrechtlicher Vorschriften. Bundesgesetzblatt Jahrgang 2011 Teil I Nr. 22, ausgegeben zu Bonn am 17.05.2011

Grotenhermen F, Müller-Vahl K. Das therapeutische Potenzial von Cannabis und Cannabinoiden. Dtsch Arztebl Int, 109(29–30): 495–501, 2012

Grotenhermen F. Cannabis und Cannabinoide. Pharmakologie, Toxikologie und therapeutisches Potential. Göttingen: Hans Huber, 2001 (1. Aufl.), 2004 (2. erweiterte und ergänzte Ausgabe)

Grotenhermen F. Clinical Pharmacokinetics of Cannabinoids. J Cannabis Ther, 3(1):3–51, 2003

Grotenhermen F. Die optimale Decarboxylierung von THC und CBD durch Erhitzung. Verfügbar online unter: http://medical-cannabis-declaration.org/teil-6/?lang=de (Zugriff 15.09.2016)

Grotenhermen F. Hanf als Medizin. Ein praxisorientierter Ratgeber. Nachtschatten Verlag, Solothurn 2015

Grotenhermen F. Pharmacokinetics and pharmacodynamics of cannabinoids. Clin Pharmacokin, 42(4):327–360, 2003

Hagenbach U, Luz S, Ghafoor N et al. The treatment of spasticity with Delta(9)-tetrahydrocannabinol in persons with spinal cord injury. Spinal Cord, 45(8):551–562, 2007

Hazekamp A, Heerdink ER. The prevalence and incidence of medicinal cannabis on prescription in The Netherlands 2013. European J Clin Pharmacol, 69: 1575–1580, 2013

Hazekamp A, Ware MA, Muller-Vahl KR et al. The medicinal use of cannabis and cannabinoids--an international cross-sectional survey on administration forms. J Psychoactive Drugs, 45(3):199–210,2013

Herdegen T. Wann Cannabis helfen kann. Vom Stellenwert von Cannabinoiden in der Therapie. DAZ 154(31), 28–31, 2015

Kiefer A. Symposium der Bundesapothekerkammer: Cannabis als Arzneimittel – Fakten und Herausforderungen, Berlin 21.06.2016

Lindgren JE, Ohlsson A, Agurell S et al. Clinical effects and plasma levels of delta 9-tetrahydrocannabinol (delta 9-THC) in heavy and light users of cannabis. Psychopharmacology, 74(3); 208–212, 1981

Svendsen KB, Jensen TS, Bach FW. Does the cannabinoid dronabinol reduce central pain in multiple sclerosis? BMJ 329, 253–257, 2004

THC Pharm GmbH, Therapie mit Cannabinoiden. Dronabinol als Rezeptursubstanz. Information für Fachkreise, 3. Aufl.

Thomson GR, Rosenkrantz H, Schaeppi UH et al. Comparison of acute oral toxicity of cannabinoids in rats, dogs and monkeys. Toxicol Appl Pharmacol, 25(3) 363–372, 1973

Wade DT, Makela P, Robson P et al. Do cannabis-based medical extracts have general or specific effects on symptoms in multiple sclerosis? A double-blind, placebo-controlled study on 160 patients. Mult Scler, 10, 434–441, 2004

WHO, 34th ECCD, 2006/4.2; Expert Committee on Drug Dependence, Weltgesundheitsorganisation, Assessment of Dronabinol and its stereoisomers, 2006

9 Belieferung des BtM-Rezepts

Klaus Häußermann

Die Verordnung eines Fertigarzneimittels stellt bislang die einfachste Form einer BtM-Verschreibung dar und wird in Deutschland seit 2011, dem Jahr der Zulassung von Sativex®, zunehmend häufiger praktiziert. Seit der Markteinführung von Canemes® in Deutschland im Januar 2017 kann auch Nabilon auf einem BtM-Rezept verordnet werden. Eine in der Vergangenheit erforderliche Einzeleinfuhr ist damit hinfällig geworden. Und auch die Verordnung von Rezepturarzneimitteln mit dem Wirkstoff Dronabinol gestaltet sich relativ einfach, da die vorliegenden NRF-Rezepturen von den Ärzten als Basis für Verschreibungen genutzt werden können. Bei der Verschreibung von Blütenextrakten entsprechen die Verordnungen in gewisser Weise jenen der öligen Dronabinollösungen: Der Arzt könnte einen Extrakt mit einer bestimmten Konzentration verordnen, die zwischen 1 und 10% liegen kann. Dies ist abhängig davon, ob die Verschreibung für ein Kind oder einen Erwachsenen erfolgt und ob es Anbieter gibt, die tatsächlich einen 10%igen Extrakt anbieten werden. Sehr viel komplexer ist es jedoch bei der Verschreibung von Cannabisblüten, was in ▸Kap. 9.3 beschrieben wird.

Für die Taxation der Blüten und Blütenextrakte als Abfüllung oder Rezeptur wurden exemplarisch ermittelte Einkaufspreise verwendet. Daher sind die abgebildeten Taxationen (○ Abb. 9.1–9.8) als beispielhaft anzusehen und dienen nur der Veranschaulichung. Die Beschaffungspreise werden sich sicher abhängig von der Verordnungshäufigkeit und offensichtlich durch die Gewährung von Rabatten durch die Importeure noch in die eine oder andere Richtung verändern.

Cannabisblüten und Extrakte dürfen nicht erst dann bestellt werden dürfen, wenn bereits ein BtM-Rezept in der Apotheke vorliegt. Eine Apotheke kann daher jederzeit eine Vorratshaltung betreiben, falls Patienten regelmäßig Cannabis-Rezepte mit bestimmten Sorten erhalten und dies wirtschaftlich vertretbar ist. Die Bundesopiumstelle hat darauf extra noch einmal unter den „Hinweisen für Apotheker" auf ihrer Homepage hingewiesen. Damit ist es möglich, eine dauerhafte Versorgung von Patienten mit bestimmten Sorten sicherzustellen. Dies kann dann von Bedeutung sein, wenn es sich doch einmal zeigen sollte, dass einzelne Sorten nicht immer verfügbar sind, oder wenn es aufgrund von Nachschubproblemen zu einem Lieferengpass kommen sollte. Die bisherigen Erfahrungen belegen, dass solche Situationen auftraten.

9.1 Lagerung und Aufbewahrung

Sativex® wird bei 2–8 °C gelagert. Um die Kühllagerung als BtM korrekt zu gewährleisten, kann dies entsprechend einer Empfehlung des BfArM in einem abschließbaren Arzneimittelkühlschrank geschehen. Die gesonderte Lagerung von BtM muss dort möglich sein. Weiter können kühlpflichtige BtM in einem Kühlschrank deponiert werden, der in einem Raum steht, welcher die Sicherheitsnormen erfüllt. Sobald die Sprühflasche beim Patienten geöffnet wurde, entfällt die Anforderung der gekühlten Lagerung und der Patient kann sein Arzneimittel bei Raumtemperatur vor Licht geschützt aufbewahren. Dabei darf eine Temperatur von 25 °C nicht überschritten werden, da der Wirkstoff THC licht- und temperaturempfindlich ist.

Dronabinol/THC muss weder als Reinsubstanz noch als Rezepturarzneimittel bei 2–8 °C gelagert werden, wobei aber auch hier besonders auf einen guten Lichtschutz zu achten ist. Daher wird Dronabinol ungekühlt ausgeliefert. Die Hersteller und Lieferanten von Dronabinol weisen in ihren Informationen an Fachkreise und Patienten darauf hin, dass die in der Apotheke hergestellten Rezepturarzneimittel beim Patienten nicht im Kühlschrank aufbewahrt werden müssen. Vor allem bei den öligen Tropfen kann es bei der Entnahme Probleme mit der Dosiergenauigkeit geben, wenn man dieses Arzneimittel im Kühlschrank aufbewahrt und in kaltem Zustand Tropfen mit dem Senkrechttropfer entnimmt. Eine möglichst kühle und zusätzlich lichtgeschützte Aufbewahrung beim Patienten ist jedoch sinnvoll, weil Temperaturen oberhalb von 25 °C zu einem vermehrten Abbau der Cannabinoide führen.

Der Cannabisblütenextrakt wird ebenfalls ungekühlt geliefert. Er soll vor Licht geschützt gelagert werden, wobei die Lagerung im Kühlschrank nicht erforderlich, aber möglich ist. Auch hier gilt, dass hohe Temperaturen vermieden werden müssen und die Lagerung bei Raumtemperatur erfolgen kann. Da das Lösungsmittel Miglyol Palmitoylascorbinsäure enthält, entfällt die vormals obligate Lagerung im Kühlschrank. Damit eine gleichmäßige Größe der Tropfen bei der Entnahme durch den Patienten gewährleistet ist, muss das Arzneimittel, wenn es mit einem Behältnis mit Senkrechttropfer ausgestattet ist, unbedingt bei Raumtemperatur verwendet werden. Bewahrt der Patient dieses im Kühlschrank auf, so sollte es daher etwa 1 Stunde vor Entnahme herausgenommen werden.

Der Hersteller von Canemes® gibt in Fach- und Gebrauchsinformation vor, dass das Arzneimittel nicht über 25 °C gelagert werden darf.

Der im Sommer 2016 im Bundesanzeiger publizierte Entwurf einer DAB-Monographie zu Cannabisblüten führte wie die DAC/NRF-Monographie zu Cannabis flos (C-053) noch an, dass die Blüten bei 2 bis 8 °C gelagert werden müssten. Hier scheint es, als ob sich die Ersteller an den Lagerungsbedingungen von Sativex® orientiert hätten. Daten der niederländischen Behörde zur Stabilität von Cannabisblüten belegen jedoch, dass diese bei einer Lagerung bei Raumtemperatur in einem geschlossenen Behältnis und bei Dunkelheit über einen Zeitraum von zwölf Monaten stabil sind. Erst oberhalb von 25 °C kommt es zum Abbau der Cannabinoide. Ein mit der einschlägigen Untersuchung von Cannabisblüten vertrautes Labor in Deutschland ermittelte außerdem, dass bei einer Lagerung der Blüten im Bereich 2 bis 8 °C die Gefahr des Verschimmelns besteht. In der finalen Version der DAB-Monographie wurde diese Vorgabe daher gestrichen und durch die Angabe „Dicht verschlossen, vor Licht geschützt, unterhalb von 25 °C" ersetzt.

Einer Lagerung von Cannabisblüten im BtM-Tresor bei Raumtemperatur in dicht geschlossenem Behältnis und vor Licht geschützt steht also nichts entgegen. Der Patient kann daher informiert werden, dass es nicht erforderlich ist, die Blüten zu kühlen. Bewahrt er sie trotzdem im Kühlschrank auf, so ist dies möglich und dürfte unkritisch sein, da diese ja sicher nicht lange dort aufbewahrt werden und es kaum zur Schimmelbildung kommt. Sicherheitshalber sollte man ihn in der Apotheke aber darauf aufmerksam machen. Er sollte aber in jedem Fall darauf achten, das Behältnis gut zu verschließen und vor allem die Blüten nicht Feuchtigkeit und Licht auszusetzen. Storz & Bickel, der Hersteller der Vaporisatoren empfiehlt sogar, die Blüten vor dem Mahlen im Kühlschrank oder sogar kurzzeitig im Gefrierfach zu lagern, da sie sich so besser mahlen lassen, bevor sie im Vaporisator zur Anwendung kommen.

9.2 Taxation

9.2.1 Blüten

Die Berechnung des Abgabepreises erfolgt nach den Regeln der Arzneimittelpreisverordnung. Bei den Blüten handelt es sich nach den Ausführungen des Bundesinstitutes für Arzneimittel und Medizinprodukte um Rezepturarzneimittel, die entweder in unverändertem oder in verändertem Zustand abgefüllt, abgegeben oder gekennzeichnet werden. Sofern die Blüten unverändert umgefüllt, abgefüllt, abgepackt oder gekennzeichnet an einen Patienten abgegeben werden, wird der Abgabepreis gemäß § 4 Arzneimittelpreisverordnung (AMPreisV) gebildet. Für den Fall, dass die Blüten nach den DAC/NRF-Vorschriften verarbeitet werden, indem sie gemahlen und gesiebt sowie abgefüllt werden, gilt § 5 AMPreisV.

Seit dem 1. März 2017 gelten für die Abrechnung von cannabishaltigen Zubereitungen das Sonderkennzeichen 06460665, für unverarbeitete Cannabisblüten 06460694 und für cannabishaltige Fertigarzneimittel ohne PZN (Einfuhren, z. B. Marinol®) 06460671.

Die Bundesopiumstelle hat jeweils für die Mengen 1 Gramm und 1 Kilogramm, in manchen Fällen auch für Milligramm und Gramm für alle in Deutschland verfügbaren ausländischen Sorten, PZN vergeben. Diese können auf der Homepage der Behörde nachgeschlagen werden (www2.bfarm.de/PZN/PZN.txt) und sind für die Einfuhr von Blüten relevant. Sie dienen der Dokumentation, welche Mengen nach Deutschland gelangt sind. Diese PZN sind bei Einfuhranträgen der Importeure gegenüber der Behörde zu verwenden. Sie sind nicht identisch mit den mittlerweile von praktisch allen Importeuren beim IFA (Institut für Arzneimittelspezialitäten) beantragten PZN der verschiedenen Gebindegrößen 5, 10 und 20 Gramm. Das IFA ist in Deutschland zuständig für die Vergabe von PZN für Fertigarzneimittel und andere Arzneispezialitäten beim Vertrieb über die Apotheke. Diese PZN werden dann im Rahmen des Abgabebelegverfahrens zwischen Großhändler und Apotheke verwendet und können bei der Dokumentation über Zugang, Abgang und Bestand der verschiedenen Cannabissorten in der Apotheke verwendet werden (▸ Kap. 9.10).

9

9.2.2 Blütenextrakt

Aus den Cannabisblütenextrakten werden nach ärztlicher Vorgabe Zubereitungen angefertigt. Auf die anteilig verwendete Menge Blütenextrakt und den Preis des Rezeptursets erfolgt ein 90 %iger Aufschlag sowie ein Rezepturzuschlag von 3,50 Euro für das Herstellen einer Lösung ohne Anwendung von Wärme bis 300 g. Auf die Gesamtsumme wird die Mehrwertsteuer berechnet.

9.2.3 Dronabinol

Bei der Herstellung von Rezepturarzneimitteln mit Dronabinol erfolgt ein 90 %iger Rezepturaufschlag auf die Kosten der eingesetzten Menge Dronabinol und des jeweiligen Rezeptursets. Hinzu addiert werden dann 6 Euro für das Anfertigen von Lösungen unter Anwendung von Wärme und bis 300 Gramm. Auf den Gesamtbetrag werden dann noch 19 % Umsatzsteuer erhoben.

9.3 Cannabisblüten

Möchte ein Arzt Cannabisblüten verschreiben, so muss auf dem Rezept zunächst einmal die Angabe „Cannabisblüten" erfolgen. Das ist die laut § 2 Abs. 1 BtMVV gültige Bezeichnung für dieses verschreibungsfähige BtM. Grundsätzlich gilt, dass in 30 Tagen 100 g beliebiger Cannabisblüten verschrieben werden dürfen. Sollte diese Menge nicht ausreichen, so kann sie überschritten werden, wobei hier das Ausnahmekennzeichen „A" zu setzen ist. Die Apotheke muss das bei der Rezeptvorlage prüfen und gegebenenfalls eine Korrektur nach § 12 Abs. 2 BtMVV vornehmen.

Weil es aber **verschiedene Sorten** mit unterschiedlichen Gehalten an Cannabinoiden gibt, ist die Angabe Cannabisblüten alleine nicht ausreichend. Abhängig von der Erkrankung und dem Patienten kann es erforderlich sein, Sorten mit hohen oder auch niedrigeren THC-Gehalten einzusetzen, die zusätzlich auch noch einen höheren oder niedrigeren Gehalt an Cannabidiol (CBD) aufweisen sollen. Daher muss der Arzt die betreffende Sorte oder mehrere Sorten explizit verschreiben. Eine Differenzierung des BtM Cannabisblüte ergibt sich also durch die zusätzlich erforderliche Benennung der jeweiligen Sorte wie z. B. Bedrocan, Bedrobinol oder Bedica. Alle Mengen fließen in die für 30 Tage ohne Kennzeichnung zulässige Menge von 100 g Cannabisblüten ein. Verschrieben werden könnten also sowohl 100 g der Sorte Bedrocan als auch jeweils 50 g der Sorten Bedrocan und Bedica. Eine Wirkstoffverordnung bezogen auf einen bestimmten Gehalt an THC ohne Sortenangabe ist nicht zulässig.

Seit vielen Jahren geben die Ärzte bei der arztgestützten Selbsttherapie vor, dass Patienten eine oder mehrere 5-g-Dosen erwerben sollen und dann das Arzneimittel zu Hause nach ärztlicher Empfehlung z. B. mittels Vaporisator anwenden sollen. Dabei muss im Regelfall die wirksame Dosis durch den Patienten zu Hause titriert werden. Diese kann von Patient zu Patient vollkommen unterschiedlich sein: manche Patienten mit chronischen Schmerzen sprechen praktisch nur auf THC-reiche Sorten an, anderen hilft dagegen ein hoher CBD-Gehalt, da CBD entzündungshemmend wirkt.

Die bisherige Erfahrung zeigte, dass die Ärzte meist unveränderte, nicht portionierte Cannabisblüten verordnen. Hierbei hat es sich herausgebildet, dass die Verschreiber extra auf dem Rezept anfügen „unverändert" oder „unzerkleinert". Diese Empfehlung wurde auf verschiedenen ärztlichen Fortbildungen gegeben, so etwa bei einer großen Veranstaltung der Hessischen Landesärztekammer zusammen mit der Arbeitsgemeinschaft Cannabis als Medizin (ACM) am 13. Mai 2017 in Frankfurt/M. Allerdings werden durchaus auch vereinzelt Rezepte nach den im März 2017 publizierten NRF-Rezepturen für portionierte Blüten ausgestellt. Beide Varianten der Verordnung können also getätigt werden: die einer 5-g-Dose (o Abb. 9.1) oder jene, bei der die Apotheke bspw. 10-mal 1 g abwiegen, portionieren und diese dann in einem speziellen Behältnis dem Patienten aushändigen muss (o Abb. 9.2). Letzteres Verfahren stellt dabei für die Apotheke einen erheblichen Aufwand dar. Auf die für eine Verarbeitung erforderlichen Mühlen oder Grinder wird in ▸ Kap. 6.2 näher eingegangen.

Wie sich die Situation bei der Verschreibung von Blüten entwickeln wird, ist abzuwarten. Zu erwähnen ist in diesem Zusammenhang, dass es offensichtlich Patienten gibt, die sich vehement gegen ein Portionieren und auch das Öffnen der 5-g-Dosen wehren, weil hier das subjektive Gefühl besteht, dass die Blüten dabei an Geruch und damit einhergehend auch an Wirkung verlieren. Wie sehr eine solche Empfindung einen Einfluss auf die tatsächliche Wirksamkeit eines Arzneimittels haben kann, ist seit langem auch von der Anwendung chemisch definierter Arzneimittel bekannt: Hier reklamieren Patienten bei Änderungen des Aussehens einer Tablette bzw. des Geschmacks oder Geruchs eine nachlassende oder auch fehlende Wirkung. In Einzelfällen werden sogar bisher niemals beobachtete Nebenwirkungen vom Patienten berichtet, die eine weitere Therapie unmöglich machen oder zumindest erheblich erschweren. Ob die Ärzteschaft von den bereits Anfang 2017 vorab publizierten DAC/NRF-Rezepturen (▸ Kap. 5.3.2) tatsächlich in größerem Umfang Gebrauch macht, darf eher bezweifelt werden. Ärzte, die mit dem Umgang von Cannabisblüten vertraut sind, lehnen das Portionieren und das damit verbundene

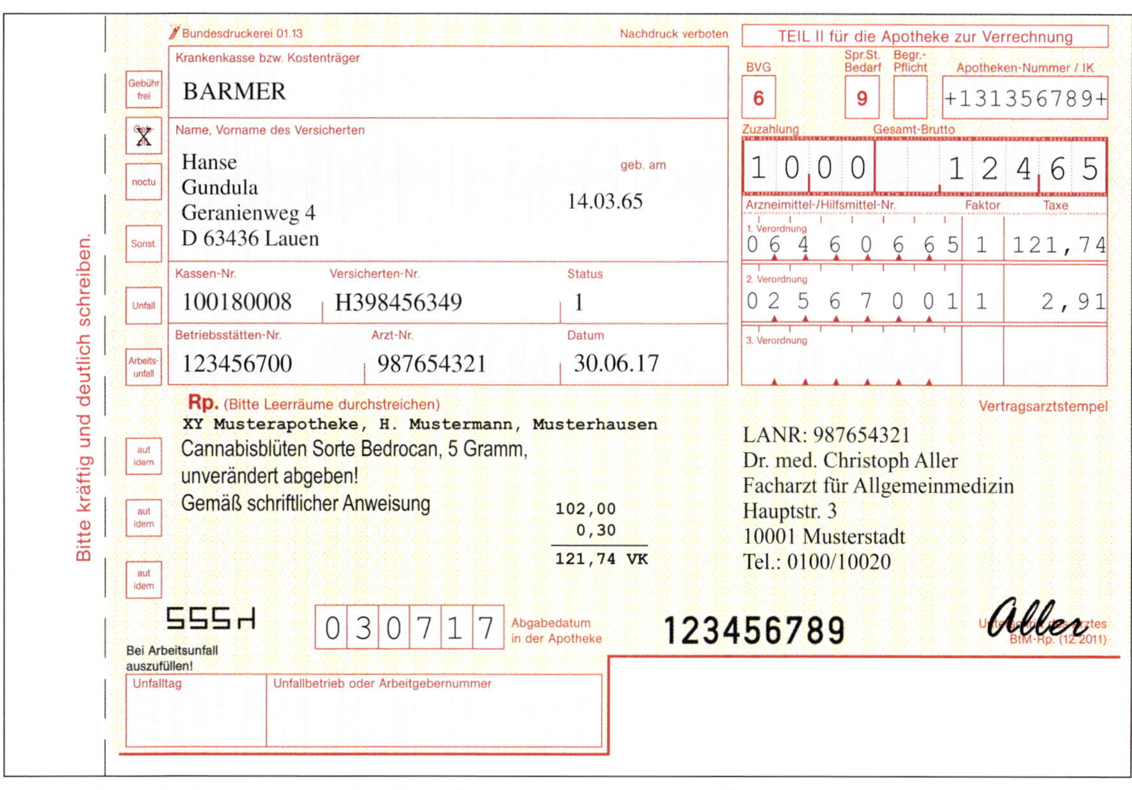

Bundesdruckerei 01.13 Nachdruck verboten

Krankenkasse bzw. Kostenträger
BARMER

Name, Vorname des Versicherten
Hanse
Gundula
Geranienweg 4
D 63436 Lauen
geb. am 14.03.65

Kassen-Nr. 100180008 | Versicherten-Nr. H398456349 | Status 1

Betriebsstätten-Nr. 123456700 | Arzt-Nr. 987654321 | Datum 30.06.17

Gebühr frei | X | noctu | Sonst. | Unfall | Arbeitsunfall | aut idem | aut idem | aut idem

TEIL II für die Apotheke zur Verrechnung

BVG	Spr.St. Bedarf	Begr.-Pflicht	Apotheken-Nummer / IK
6	9		+131356789+

Zuzahlung	Gesamt-Brutto
10,00	124,65

	Arzneimittel-/Hilfsmittel-Nr.	Faktor	Taxe
1. Verordnung	06460665	1	121,74
2. Verordnung	02567001	1	2,91
3. Verordnung			

Rp. (Bitte Leerräume durchstreichen)
XY Musterapotheke, H. Mustermann, Musterhausen
Cannabisblüten Sorte Bedrocan, 5 Gramm,
unverändert abgeben!
Gemäß schriftlicher Anweisung

102,00
0,30
121,74 VK

Vertragsarztstempel
LANR: 987654321
Dr. med. Christoph Aller
Facharzt für Allgemeinmedizin
Hauptstr. 3
10001 Musterstadt
Tel.: 0100/10020

555H

Abgabedatum in der Apotheke: 030717

123456789

Unterschrift des Arztes: Aller
BtM-Rp. (12.2011)

Bei Arbeitsunfall auszufüllen!
Unfalltag | Unfallbetrieb oder Arbeitgebernummer

Bitte kräftig und deutlich schreiben.

Abb. 9.1 Verschreibung von Cannabisblüten | Verordnung einer 5-g-Dose (Stand 09/17)

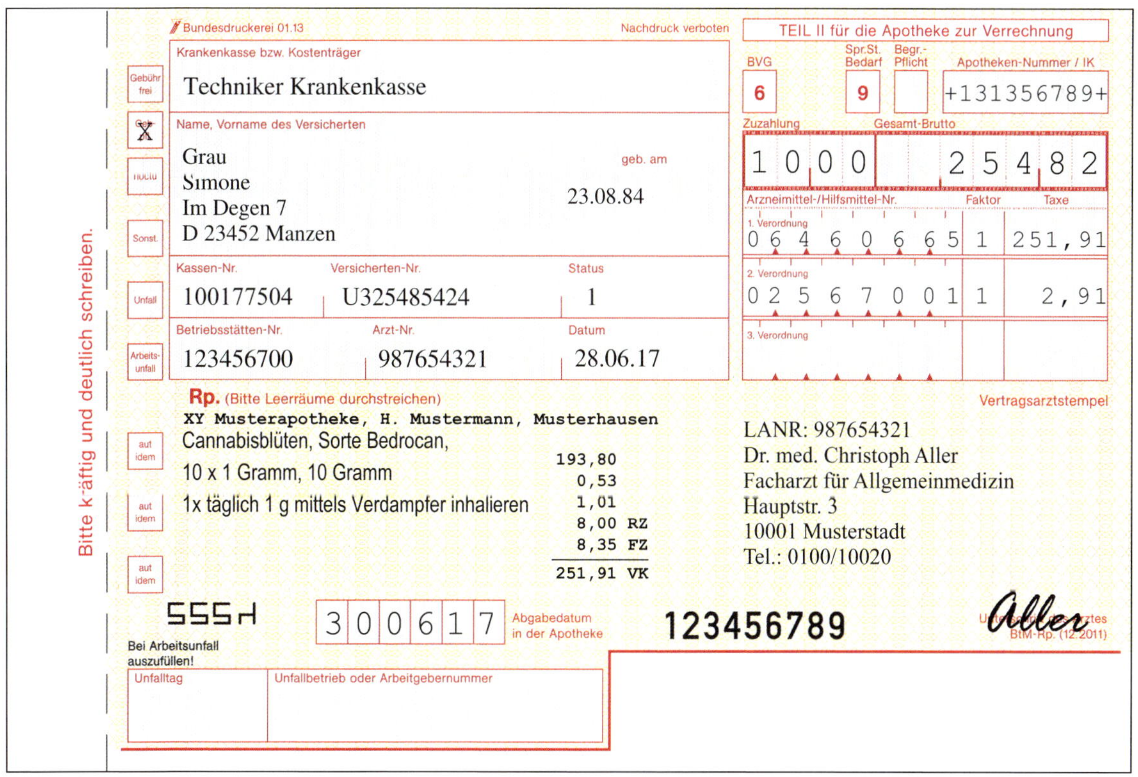

Bundesdruckerei 01.13 Nachdruck verboten

Krankenkasse bzw. Kostenträger
Techniker Krankenkasse

Name, Vorname des Versicherten
Grau
Simone
Im Degen 7
D 23452 Manzen
geb. am 23.08.84

Kassen-Nr. 100177504 | Versicherten-Nr. U325485424 | Status 1

Betriebsstätten-Nr. 123456700 | Arzt-Nr. 987654321 | Datum 28.06.17

Gebühr frei | X | noctu | Sonst. | Unfall | Arbeitsunfall | aut idem | aut idem | aut idem

TEIL II für die Apotheke zur Verrechnung

BVG	Spr.St. Bedarf	Begr.-Pflicht	Apotheken-Nummer / IK
6	9		+131356789+

Zuzahlung	Gesamt-Brutto
10,00	254,82

	Arzneimittel-/Hilfsmittel-Nr.	Faktor	Taxe
1. Verordnung	06460665	1	251,91
2. Verordnung	02567001	1	2,91
3. Verordnung			

Rp. (Bitte Leerräume durchstreichen)
XY Musterapotheke, H. Mustermann, Musterhausen
Cannabisblüten, Sorte Bedrocan,
10 x 1 Gramm, 10 Gramm
1x täglich 1 g mittels Verdampfer inhalieren

193,80
0,53
1,01
8,00 RZ
8,35 FZ
251,91 VK

Vertragsarztstempel
LANR: 987654321
Dr. med. Christoph Aller
Facharzt für Allgemeinmedizin
Hauptstr. 3
10001 Musterstadt
Tel.: 0100/10020

555H

Abgabedatum in der Apotheke: 300617

123456789

Unterschrift des Arztes: Aller
BtM-Rp. (12.2011)

Bei Arbeitsunfall auszufüllen!
Unfalltag | Unfallbetrieb oder Arbeitgebernummer

Bitte kräftig und deutlich schreiben.

Abb. 9.2 Verschreibung portionierter Cannabisblüten mit detaillierter Gebrauchsanweisung (Stand 09/17)

zusätzliche Hantieren mit den Blüten mehrheitlich ab. Aus dem Netzwerk der ACM lässt sich entnehmen, dass Patienten die Verschreibung von unveränderten und unbearbeiteten Cannabisblüten präferieren und dass Patienten teilweise von sich aus einen Wechsel auf eine andere Blütensorte vorschlagen. Dies entspricht der gelegentlich von Ärzten vorgenommenen Opioid-Rotation, bei der ein Wechsel der Opioide erfolgt, um die Ausbildung einer Abhängigkeit zu vermeiden, nur dass hier der Antrieb vom Patienten selbst kommt.

Da es unabhängig vom Titrieren zu Therapiebeginn unter Umständen auch in der dauerhaften Anwendung erforderlich ist, Cannabisblüten nach einem komplexen Schema anzuwenden, wird auf dem Rezept zur Gebrauchsanweisung im Regelfall „Gemäß schriftlicher Anweisung“ vermerkt sein. Es ist durchaus möglich, dass ein Patient für eine optimale Behandlung morgens und abends eine andere Sorte anwenden muss bzw. Sorten miteinander mischen muss. Darüber hinaus wird es Fälle geben, in denen Ärzte eine gewisse Anzahl von Inhalationen pro Tag fest vorgeben und diese Angabe auch auf einem BtM-Rezept Platz finden könnte.

Sollte ein Arzt eine nicht praktikabel zu handhabende Menge verordnen, wie etwa 30 Portionen mit jeweils 0,2 Gramm Blüten, so bietet sich eine Rücksprache mit dem Arzt und eine Korrektur des BtM-Rezepts an. Warum dies? Üblicherweise werden Cannabisblüten in 5- oder auch 10-Gramm-Gebinden geliefert. Diese 30 Portionen entsprechen jedoch 6 Gramm Blüten. Somit müssten entweder 2 Gebinde mit 5 Gramm oder – falls von der verschriebenen Sorte überhaupt verfügbar – 1 Gebinde mit 10 Gramm beschafft werden. Die Gefahr, dass die übrig gebliebenen Reste von 4 Gramm dann vernichtet werden müssten, ist sehr groß, da sie wohl in den seltensten Fällen direkt für einen weiteren Patienten genutzt werden können. Hierzu muss das BtM-Rezept korrigiert und ein Vermerk der Rücksprache mit dem Arzt auf den Rezeptteilen I und II aufgebracht werden. Der Arzt muss den bei ihm verbliebenen Teil III ebenfalls korrigieren. Diese Verpflichtung für beide Seiten ergibt sich aus § 12 Abs. 2 BtMVV.

9.4 Extrakte aus Blüten

Cannabisextrakte bietet die kanadische Firma Tilray in zwei Varianten an: einen THC-Extrakt mit einem Gehalt von 25 mg THC/ml. Der CBD-Gehalt liegt hier unterhalb von 0,5 %. Weiterhin einen an Sativex® orientierten Extrakt mit jeweils 10 mg/ml THC und CBD. Das Lösungsmittel ist hier Traubenkernöl. In beschränktem Umfang kann ein solcher Extrakt zukünftig auch von der Firma Bionorica ethics GmbH bezogen werden, wobei hier als Lösungsmittel das gebräuchlichere Miglyol® 812 verwendet wird. Der Arzt verordnet diesen in der Regel in Analogie zu den öligen Dronabinol-Tropfen nach NRF 22.8. mit einer Konzentration von 25 mg/ml THC. Andere Konzentrationen sind aber ebenso denkbar und können leicht durch entsprechende Verdünnung mit Miglyol® 812 hergestellt werden. Die gewünschte THC-Einzeldosis sollte grundsätzlich als Milligramm-Angabe erfolgen. Die Apotheke setzt dies mittels eines geeigneten Tropfers oder einer Dosierpumpe um und gibt das auf dem Behältnis an (analog ▸Kap. 7.3). Es ist möglich, dazu das Herstellset der Dronabinol-Tropfen von Bionorica zu verwenden. Dabei sollten die Systeme grundsätzlich vorab getestet werden, um sicher zu stellen, dass die ärztlich vorgegebenen Mengen auch entnommen und angewendet werden können.

Bis eine wirksame Dosis für den Patienten ermittelt wurde, muss man sich durch langsames Titrieren an Einzel- und Tagesdosierungen herantasten. Daher wird der Arzt dem Patienten bei Therapiebeginn eine spezielle ärztliche Dosieranweisung aushändigen und auf dem BtM-Rezept vermerken „Gemäß schriftlicher Anweisung“ (○ Abb. 9.3). Wenn die genaue Dosierung ermittelt wurde, kann der Therapeut später konkrete Angaben machen, wie etwa: „Morgens und abends, 2,5 mg einnehmen“ (○ Abb. 9.4).

9.5 Dronabinol

Wird Dronabinol als Reinsubstanz verschrieben, so beziehen sich die Ärzte im Regelfall auf die beiden NRF-Rezepturen 22.8. (ölige Tropfen) und 22.7. (Kapseln). Diese Rezepturen kann eine Apotheke problemlos anfertigen und abgeben. Bei der Verordnung der Lösung handelt es sich oft um die Phase des Behandlungsbeginns, in der der Arzt langsam eine wirksame und zugleich nebenwirkungsarme Dosis titriert. Des Weiteren bieten sich die Tropfen auch für Patienten mit Schluckbeschwerden an.

Für reines Dronabinol gilt in der Phase der Einstellung ebenso wie bei der Einstellung auf Extrakte aus Cannabisblüten das langsame Herantasten an eine wirksame Einzel- und damit auch Tagesdosierung, damit das Auftreten von Nebenwirkungen vermieden wird (▸Kap. 10.7). Zu einem späteren Zeitpunkt, wenn die therapeutisch erforderliche Dosis ermittelt wurde, kann der Arzt dann eine konkrete Vorgabe machen, die bspw. lauten kann: „Morgens und abends 5 mg einnehmen“ (○ Abb. 9.5).

Dronabinol-Kapseln sind in den Stärken 2,5 mg, 5 mg und 10 mg verfügbar. Die Einnahme von Kapseln ist sicher für viele Patienten einfacher und sorgt damit

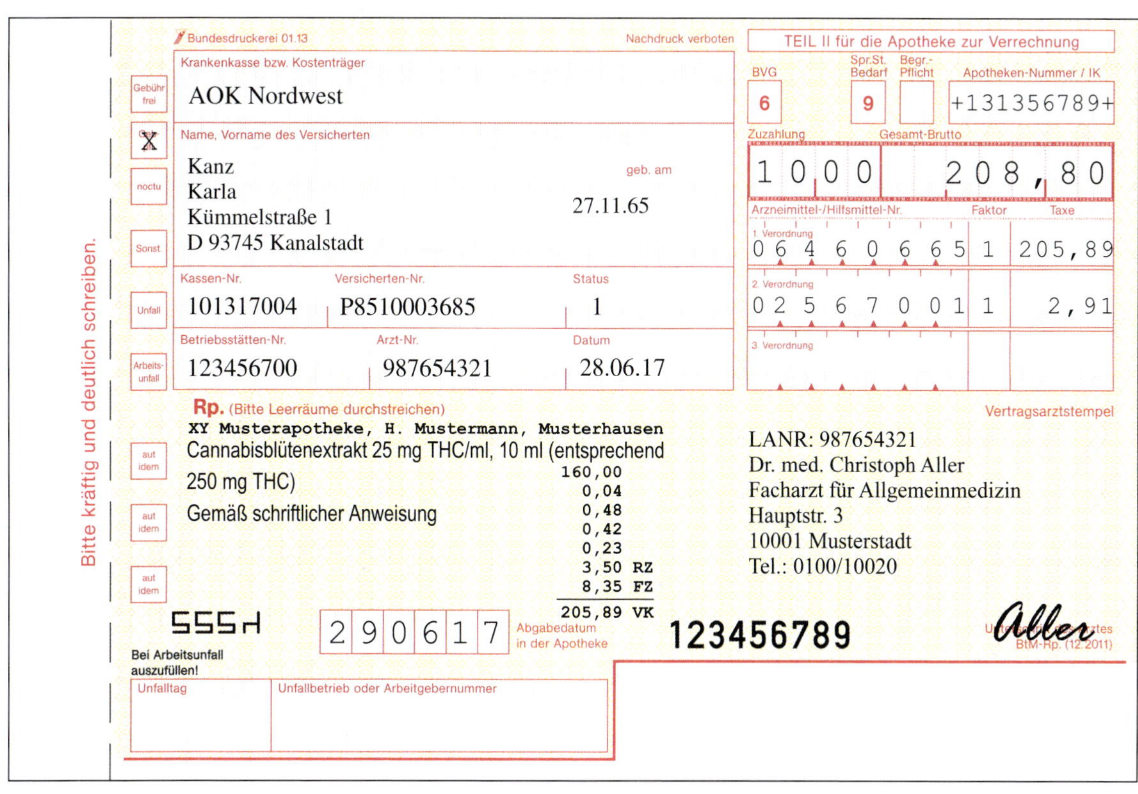
Bundesdruckerei 01.13 Nachdruck verboten

Krankenkasse bzw. Kostenträger: AOK Nordwest

Gebühr frei / X / noctu / Sonst. / Unfall / Arbeitsunfall

Name, Vorname des Versicherten: Kanz, Karla, Kümmelstraße 1, D 93745 Kanalstadt — geb. am 27.11.65

Kassen-Nr. 101317004 | Versicherten-Nr. P8510003685 | Status 1

Betriebsstätten-Nr. 123456700 | Arzt-Nr. 987654321 | Datum 28.06.17

Rp. (Bitte Leerräume durchstreichen)

XY Musterapotheke, H. Mustermann, Musterhausen
Cannabisblütenextrakt 25 mg THC/ml, 10 ml (entsprechend 250 mg THC)
Gemäß schriftlicher Anweisung

160,00
0,04
0,48
0,42
0,23
3,50 RZ
8,35 FZ
205,89 VK

555H | 290617 Abgabedatum in der Apotheke | 123456789

TEIL II für die Apotheke zur Verrechnung
BVG 6 | Spr.St. Bedarf 9 | Begr.-Pflicht | Apotheken-Nummer / IK +131356789+
Zuzahlung 10,00 | Gesamt-Brutto 208,80
Arzneimittel-/Hilfsmittel-Nr. | Faktor | Taxe
1. Verordnung 06460665 | 1 | 205,89
2. Verordnung 02567001 | 1 | 2,91
3. Verordnung

Vertragsarztstempel
LANR: 987654321
Dr. med. Christoph Aller
Facharzt für Allgemeinmedizin
Hauptstr. 3
10001 Musterstadt
Tel.: 0100/10020

Aller — BtM-Rp. (12.2011)

Bitte kräftig und deutlich schreiben.

Bei Arbeitsunfall auszufüllen! Unfalltag | Unfallbetrieb oder Arbeitgebernummer

○ Abb. 9.3 Verschreibung eines Extrakts aus Cannabisblüten | Erstverordnung, Einstiegsphase (Stand 09/17)

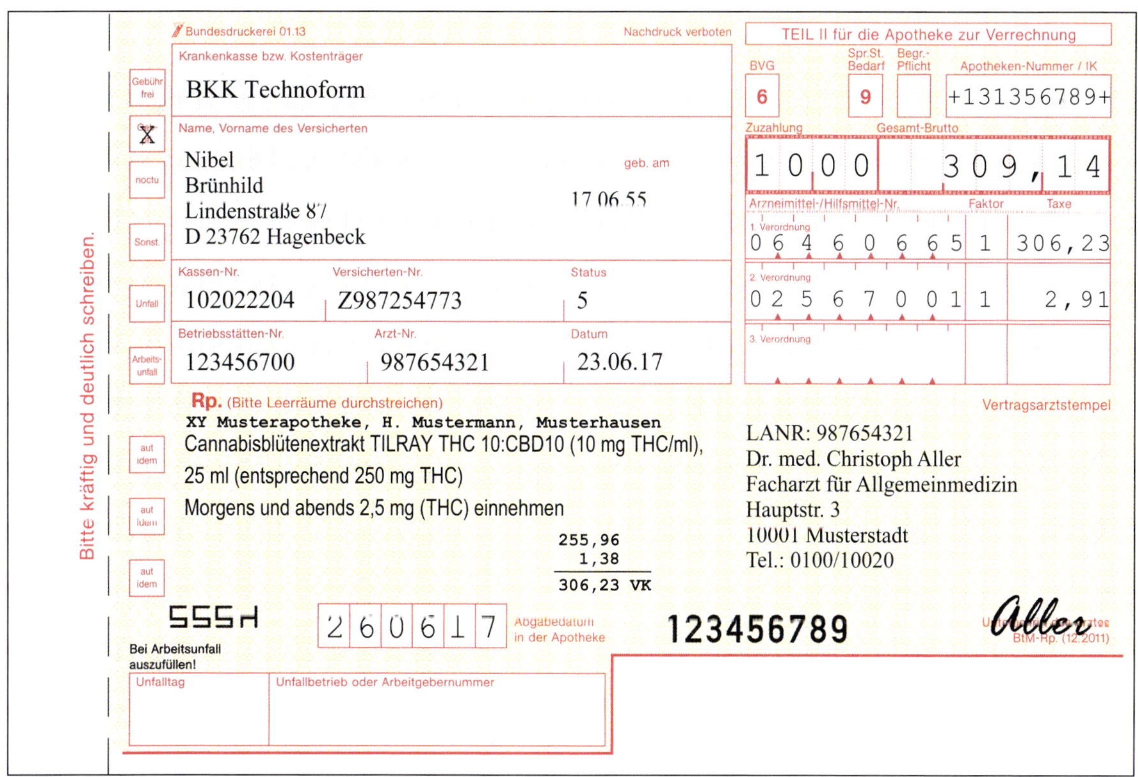
Bundesdruckerei 01.13 Nachdruck verboten

Krankenkasse bzw. Kostenträger: BKK Technoform

Gebühr frei / X / noctu / Sonst. / Unfall / Arbeitsunfall

Name, Vorname des Versicherten: Nibel, Brünhild, Lindenstraße 87, D 23762 Hagenbeck — geb. am 17.06.55

Kassen-Nr. 102022204 | Versicherten-Nr. Z987254773 | Status 5

Betriebsstätten-Nr. 123456700 | Arzt-Nr. 987654321 | Datum 23.06.17

Rp. (Bitte Leerräume durchstreichen)

XY Musterapotheke, H. Mustermann, Musterhausen
Cannabisblütenextrakt TILRAY THC 10:CBD10 (10 mg THC/ml), 25 ml (entsprechend 250 mg THC)
Morgens und abends 2,5 mg (THC) einnehmen

255,96
1,38
306,23 VK

555H | 260617 Abgabedatum in der Apotheke | 123456789

TEIL II für die Apotheke zur Verrechnung
BVG 6 | Spr.St. Bedarf 9 | Begr.-Pflicht | Apotheken-Nummer / IK +131356789+
Zuzahlung 10,00 | Gesamt-Brutto 309,14
Arzneimittel-/Hilfsmittel-Nr. | Faktor | Taxe
1. Verordnung 06460665 | 1 | 306,23
2. Verordnung 02567001 | 1 | 2,91
3. Verordnung

Vertragsarztstempel
LANR: 987654321
Dr. med. Christoph Aller
Facharzt für Allgemeinmedizin
Hauptstr. 3
10001 Musterstadt
Tel.: 0100/10020

Aller — BtM-Rp. (12.2011)

Bitte kräftig und deutlich schreiben.

Bei Arbeitsunfall auszufüllen! Unfalltag | Unfallbetrieb oder Arbeitgebernummer

○ Abb. 9.4 Verschreibung eines Extrakts aus Cannabisblüten | Folgeverordnung, wenn zuvor die wirksame und verträgliche Dosis ermittelt wurde (Stand 09/17)

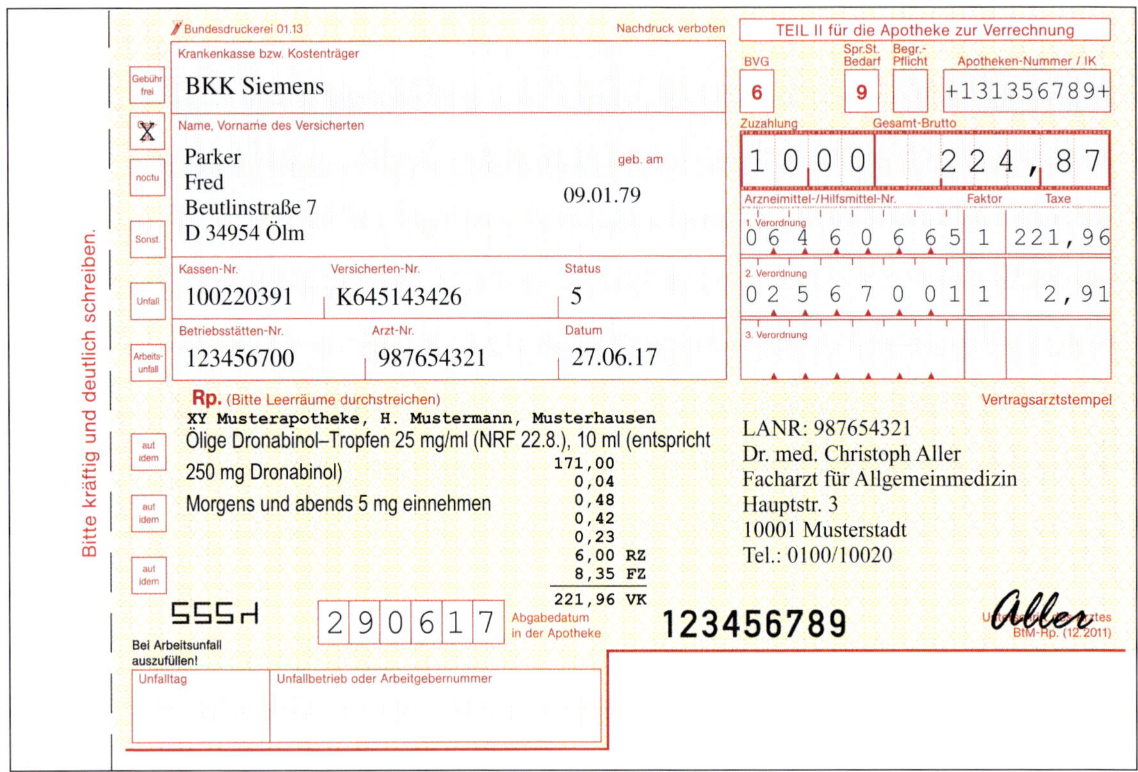

Bundesdruckerei 01.13 Nachdruck verboten

TEIL II für die Apotheke zur Verrechnung

Krankenkasse bzw. Kostenträger
BKK Siemens

Gebühr frei | X | noctu | Sonst | Unfall | Arbeitsunfall

Name, Vorname des Versicherten
Parker
Fred
Beutlinstraße 7
D 34954 Ölm
geb. am 09.01.79

Kassen-Nr. 100220391 | Versicherten-Nr. K645143426 | Status 5
Betriebsstätten-Nr. 123456700 | Arzt-Nr. 987654321 | Datum 27.06.17

BVG 6 | Spr.St. Bedarf 9 | Begr.-Pflicht | Apotheken-Nummer / IK +131356789+

Zuzahlung 10,00 | Gesamt-Brutto 224,87

Arzneimittel-/Hilfsmittel-Nr.	Faktor	Taxe
1. Verordnung 06460665	1	221,96
2. Verordnung 02567001	1	2,91
3. Verordnung		

Rp. (Bitte Leerräume durchstreichen)
XY Musterapotheke, H. Mustermann, Musterhausen
Ölige Dronabinol-Tropfen 25 mg/ml (NRF 22.8.), 10 ml (entspricht 250 mg Dronabinol)
Morgens und abends 5 mg einnehmen

171,00
0,04
0,48
0,42
0,23
6,00 RZ
8,35 FZ
221,96 VK

aut idem | aut idem | aut idem

Vertragsarztstempel
LANR: 987654321
Dr. med. Christoph Aller
Facharzt für Allgemeinmedizin
Hauptstr. 3
10001 Musterstadt
Tel.: 0100/10020

555H
290617 Abgabedatum in der Apotheke
123456789
Unterschrift des Arztes Aller
BtM-Rp. (12.2011)

Bei Arbeitsunfall auszufüllen!
Unfalltag | Unfallbetrieb oder Arbeitgebernummer

Bitte kräftig und deutlich schreiben.

Abb. 9.5 Verschreibung von Dronabinol-Tropfen (Stand 09/17)

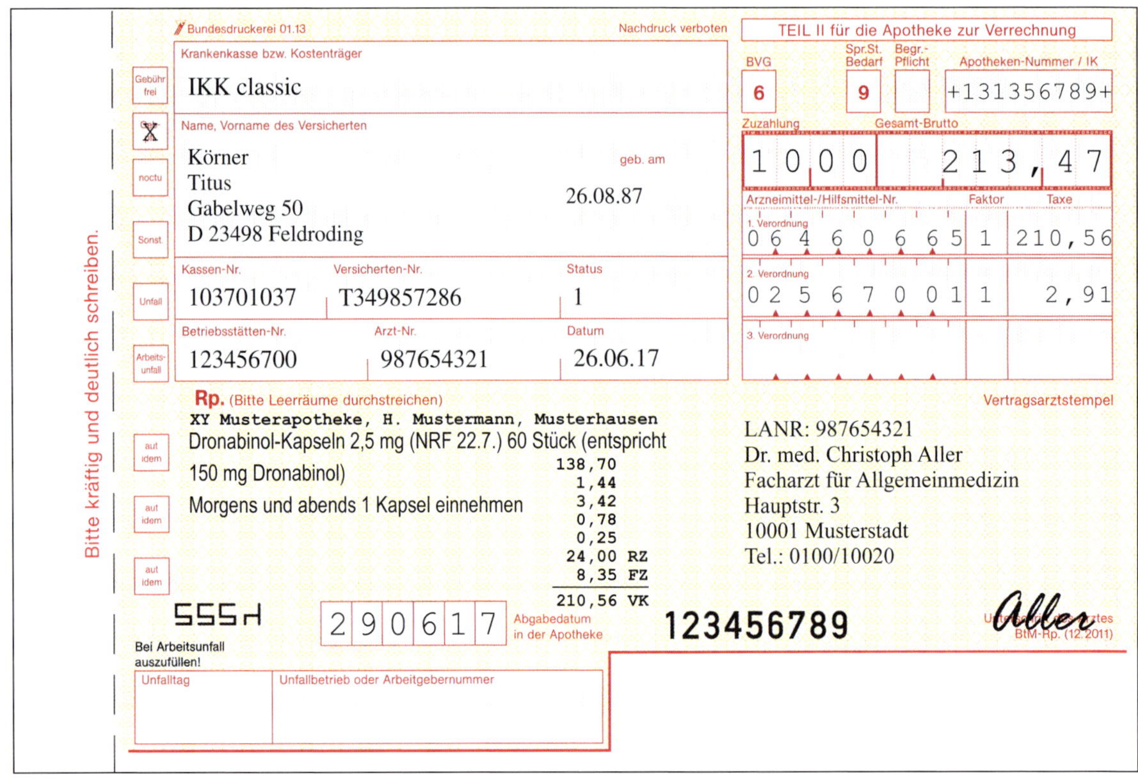

Bundesdruckerei 01.13 Nachdruck verboten

TEIL II für die Apotheke zur Verrechnung

Krankenkasse bzw. Kostenträger
IKK classic

Gebühr frei | X | noctu | Sonst | Unfall | Arbeitsunfall

Name, Vorname des Versicherten
Körner
Titus
Gabelweg 50
D 23498 Feldroding
geb. am 26.08.87

Kassen-Nr. 103701037 | Versicherten-Nr. T349857286 | Status 1
Betriebsstätten-Nr. 123456700 | Arzt-Nr. 987654321 | Datum 26.06.17

BVG 6 | Spr.St. Bedarf 9 | Begr.-Pflicht | Apotheken-Nummer / IK +131356789+

Zuzahlung 10,00 | Gesamt-Brutto 213,47

Arzneimittel-/Hilfsmittel-Nr.	Faktor	Taxe
1. Verordnung 06460665	1	210,56
2. Verordnung 02567001	1	2,91
3. Verordnung		

Rp. (Bitte Leerräume durchstreichen)
XY Musterapotheke, H. Mustermann, Musterhausen
Dronabinol-Kapseln 2,5 mg (NRF 22.7.) 60 Stück (entspricht 150 mg Dronabinol)
Morgens und abends 1 Kapsel einnehmen

138,70
1,44
3,42
0,78
0,25
24,00 RZ
8,35 FZ
210,56 VK

aut idem | aut idem | aut idem

Vertragsarztstempel
LANR: 987654321
Dr. med. Christoph Aller
Facharzt für Allgemeinmedizin
Hauptstr. 3
10001 Musterstadt
Tel.: 0100/10020

555H
290617 Abgabedatum in der Apotheke
123456789
Unterschrift des Arztes Aller
BtM-Rp. (12.2011)

Bei Arbeitsunfall auszufüllen!
Unfalltag | Unfallbetrieb oder Arbeitgebernummer

Bitte kräftig und deutlich schreiben.

Abb. 9.6 Verschreibung von Dronabinol-Kapseln (Stand 09/17)

für eine größere Adhärenz. Das BtM-Rezept wird in diesem Fall so aussehen wie in o Abb. 9.6 dargestellt.

Mit dem DAC 2017/1 wurde auch die NRF-Rezepturvorschrift für eine ethanolische Dronabinollösung veröffentlicht (▸ Kap. 5.3.2). Diese Lösung hat eine Konzentration von 10 mg THC/ml und wird zur Verdampfung und inhalativen Anwendung mittels eines Vaporisators verschrieben (▸ Kap. 8.3.1).

9.6 Fertigarzneimittel

9.6.1 Dronabinolhaltig: Sativex®

Das einzige deutsche Fertigarzneimittel mit dem Wirkstoff Dronabinol ist **Sativex**®. Die korrekte Bezeichnung des Arzneimittels lautet „Sativex Spray zur Anwendung in der Mundhöhle".

Die einzig verfügbare Packungsgröße von Sativex® umfasst drei Sprayflaschen, die jeweils 10 ml Nabiximolslösung (Nabiximols = 2,7 mg THC und 2,5 mg CBD pro Sprühstoß von 0,1 ml Lösung) enthalten. Eine gesonderte Angabe zum Gehalt an THC entfällt, da es sich hierbei um ein definiertes Arzneimittel mit 270 mg THC in 10 ml Lösung handelt und keine anderen Konzentrationen angeboten werden.

Wie sieht nun ein BtM-Rezept für Sativex® konkret aus? Das ist einerseits davon abhängig, ob es sich um eine Erst- oder eine Folgeverordnung handelt und andererseits davon, ob es indikationsgerecht oder Off-Label verordnet wird. Bei der indikationsgerechten Erstverordnung ist eine genaue Vorgabe mit Einzel- und Tagesdosis kaum möglich (o Abb. 9.7) und hat seinen Grund darin, dass die wirksame Dosis erst einschleichend gefunden werden muss. Der Hersteller bietet hierfür eine komplexe Vorgabe in der Fachinformation über einen Zeitraum von 14 Tagen an (vgl. ▸ Kap. 8.2.4 Tagesdosis).

Bei indikationsgerechter Folgeverordnung mit bekannter Einzel- und Tagesdosis, gestaltet sich das einfacher. Hier wird dann bspw. „Morgens 5, abends 7 Sprühstöße" oder eine andere vom Arzt gewünschte Aufteilung verordnet.

Off-Label-Verordnung von Sativex®

Es gibt Situationen, in denen behandelnde Ärzte Sativex® auch Off-Label verordnen, also außerhalb der zugelassenen Anwendungsgebiete. Tritt dieser Fall ein und will der Arzt eine Off-Label-Use-Verordnung dieses Arzneimittels vornehmen, so gelten dieselben Regeln wie für die Verschreibung von Cannabisblüten oder Extrakten: Arzt und Patient müssen einen Antrag an die Krankenkasse vorbereiten, der Patient muss die Kostenübernahme durch seine Krankenkasse genehmigen lassen. Der Arzt ist verpflichtet an der nichtinterventionellen Begleiterhebung teilzunehmen und hat den Patienten davon in Kenntnis setzen.

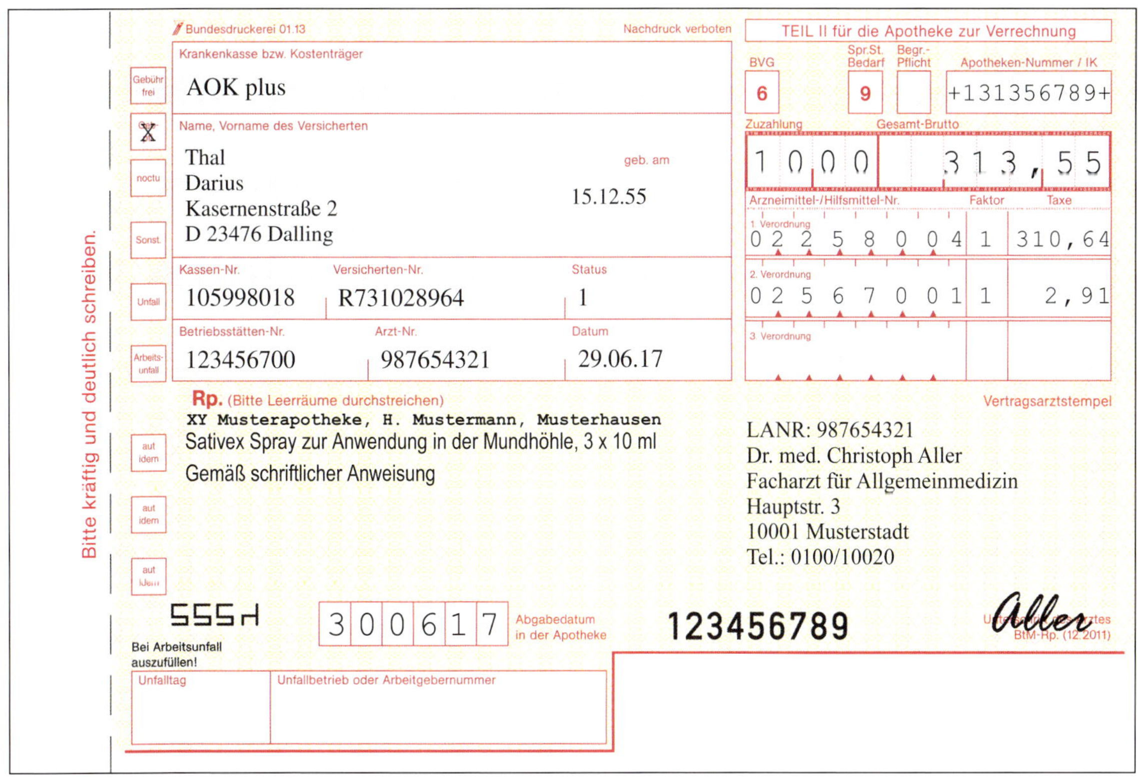

Bundesdruckerei 01.13 — Nachdruck verboten

Bitte kräftig und deutlich schreiben.

Gebühr frei | X noctu | Sonst. | Unfall | Arbeitsunfall

Krankenkasse bzw. Kostenträger: AOK plus

Name, Vorname des Versicherten: Thal Darius, Kasernenstraße 2, D 23476 Dalling — geb. am 15.12.55

Kassen-Nr.	Versicherten-Nr.	Status
105998018	R731028964	1

Betriebsstätten-Nr.	Arzt-Nr.	Datum
123456700	987654321	29.06.17

TEIL II für die Apotheke zur Verrechnung

BVG	Spr.St. Bedarf	Begr.-Pflicht	Apotheken-Nummer / IK
6	9		+131356789+

Zuzahlung	Gesamt-Brutto
10,00	313,55

	Arzneimittel-/Hilfsmittel-Nr.	Faktor	Taxe
1. Verordnung	02258004	1	310,64
2. Verordnung	02567001	1	2,91
3. Verordnung			

Rp. (Bitte Leerräume durchstreichen)

XY Musterapotheke, H. Mustermann, Musterhausen

Sativex Spray zur Anwendung in der Mundhöhle, 3 x 10 ml

Gemäß schriftlicher Anweisung

aut idem | aut idem | aut idem

Vertragsarztstempel

LANR: 987654321
Dr. med. Christoph Aller
Facharzt für Allgemeinmedizin
Hauptstr. 3
10001 Musterstadt
Tel.: 0100/10020

555d — 300617 Abgabedatum in der Apotheke — 123456789 — Aller — Unterschrift des Arztes — BtM-Rp. (12.2011)

Bei Arbeitsunfall auszufüllen! Unfalltag | Unfallbetrieb oder Arbeitgebernummer

o **Abb. 9.7** Verschreibung von Sativex® | Einstiegsphase, Erstverordnung

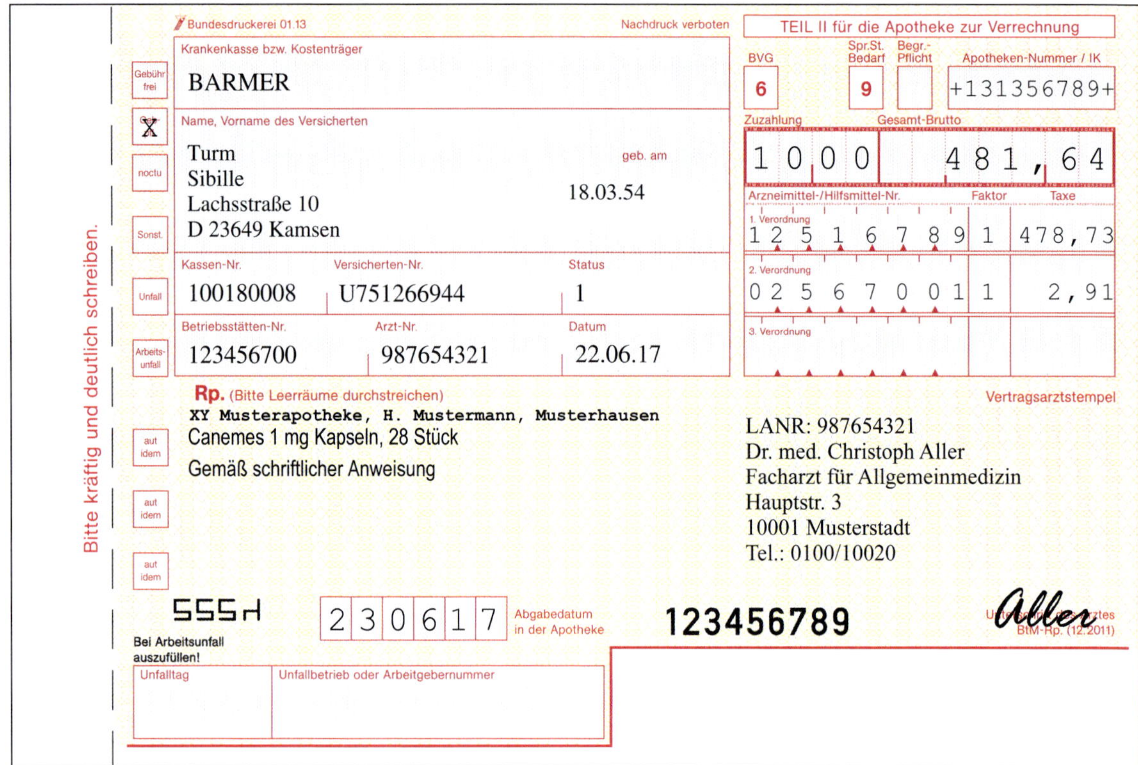
Bundesdruckerei 01.13 Nachdruck verboten

Bitte kräftig und deutlich schreiben.

Gebühr frei | X | noctu | Sonst. | Unfall | Arbeitsunfall

Krankenkasse bzw. Kostenträger
BARMER

Name, Vorname des Versicherten
Turm
Sibille
Lachsstraße 10
D 23649 Kamsen
geb. am 18.03.54

Kassen-Nr.	Versicherten-Nr.	Status
100180008	U751266944	1

Betriebsstätten-Nr.	Arzt-Nr.	Datum
123456700	987654321	22.06.17

TEIL II für die Apotheke zur Verrechnung

BVG	Spr.St. Bedarf	Begr.-Pflicht	Apotheken-Nummer / IK
6	9		+131356789+

Zuzahlung	Gesamt-Brutto
10,00	481,64

	Arzneimittel-/Hilfsmittel-Nr.	Faktor	Taxe
1. Verordnung	12516789	1	478,73
2. Verordnung	02567001	1	2,91
3. Verordnung			

Rp. (Bitte Leerräume durchstreichen)
XY Musterapotheke, H. Mustermann, Musterhausen
Canemes 1 mg Kapseln, 28 Stück
Gemäß schriftlicher Anweisung

aut idem
aut idem
aut idem

Vertragsarztstempel
LANR: 987654321
Dr. med. Christoph Aller
Facharzt für Allgemeinmedizin
Hauptstr. 3
10001 Musterstadt
Tel.: 0100/10020

555H
230617 Abgabedatum in der Apotheke
123456789
Unterschrift des Arztes BtM-Rp. (12.2011) Aller

Bei Arbeitsunfall auszufüllen!
Unfalltag | Unfallbetrieb oder Arbeitgebernummer

Abb. 9.8 Verschreibung von Canemes®

Ist Sativex® ohne Indikationsangabe auf Rezept verordnet, so hat die Apotheke keine Prüfpflicht.

Auch bei der Off-Label-Verschreibung wird der Patient zu Beginn eine schriftliche Gebrauchsanweisung vom Arzt erhalten und erst später einem festen Einnahmeschema folgen. Beides kann der Arzt durch den Verweis auf die mitgegebene schriftliche Anweisung bzw. durch die exakte Vorgabe (z. B. 3 × täglich 2 Sprühstöße) auf dem Rezept vermerken.

9.6.2 Nabilonhaltig: Canemes® 1 mg Kapseln

Mit Canemes® 1 mg Kapseln in der einzigen Packungsgröße mit 28 Stück ist nun in Deutschland auch ein Fertigarzneimittel mit dem synthetischen THC-Analogon Nabilon verfügbar. Es ist zugelassen für die Behandlung von chemotherapiebedingter Übelkeit und Erbrechen.

Abhängig davon, ob das Arzneimittel indikationsgerecht oder Off-Label verordnet wird erhält der Patient eine schriftliche Anweisung des Arztes (○ Abb. 9.8).

9.7 Importe ausländischer Fertigarzneimittel

Für die Verschreibung eines importierten Fertigarzneimittels gelten bezüglich der Angaben zum Präparat auf dem BtM-Rezept dieselben Anforderungen wie für ein deutsches Fertigarzneimittel: Dieses muss namentlich genannt werden und durch den Namen muss eindeutig bestimmt sein, um welches Betäubungsmittel es sich handelt und welche Menge pro abgeteilter Form enthalten ist (§ 9 Abs. 1 Nr. 3 BtMVV). Somit reicht es also nicht aus „**Marinol**®" zu verordnen, denn davon sind drei Stärken verfügbar. Daher lautet die eindeutige Bezeichnung bspw. „Marinol® 2,5 mg Kapseln" für die geringste Dosierung. Das gilt entsprechend für die beiden höheren Dosierungen von 5 mg und 10 mg.

9.8 Nichtverfügbarkeit

Wenn die verordneten Fertigarzneimittel Sativex® oder Canemes® 1 mg Kapseln nicht verfügbar und auch nicht zeitnah bei einem Großhändler erhältlich sind, so hilft es unter Umständen, direkt beim Hersteller nachzufragen, ob das Arzneimittel über diesen zu beschaffen ist. Oftmals hat dieser bei einer Lieferunfähigkeit des Großhandels noch Ware verfügbar, die er direkt ausliefern kann.

Bei Nichtverfügbarkeit einer verordneten Sorte von Cannabisblüten darf nicht gegen eine beliebige andere verfügbare ausgetauscht werden. Es gibt unter den verschiedenen derzeit angebotenen Sorten wenige mit denselben Gehalten an THC und CBD. Die Verordnung einer bestimmten Sorte definiert das BtM aber eindeutig und ein Wechsel auf eine andere Sorte mit anderen Gehalten der beiden Cannabinoide ist somit ausgeschlossen. Lässt sich hier also keine Sorte mit den identischen Gehalten an THC und CBD ermitteln, so muss der Arzt kontaktiert werden, damit er entscheiden kann, welche andere Sorte beim betreffenden Patienten gegebenenfalls infrage kommen könnte.

In einem solchen Fall gibt es dann auch nur eine Lösung für das vorliegende BtM-Rezept: es muss zurück zum Arzt. Das BtM-Rezept darf keinesfalls in der Apotheke korrigiert werden, denn eine andere Sorte ist ein völlig anderes BtM. Die Arzneimittelbezeichnung lautet zwar Cannabisblüten, aber durch die zusätzliche Angabe einer bestimmten Sorte ist eine Eingrenzung auf ein ganz bestimmtes BtM vorgenommen worden. Der Austausch gegen eine andere Sorte stellt einen Eingriff in die ärztliche Therapiehoheit und Verantwortung dar und ist nicht erlaubt. Dies ist keine Korrektur und kein Gültig-Machen eines bei Vorlage in der Apotheke ungültigen oder unlesbaren Rezepts gemäß § 12 Abs. 1 BtMVV, sondern es ist eindeutig eine Veränderung des BtM-Rezepts und damit unzulässig. Ein einmal verschriebenes BtM kann nur vom Arzt selbst gegen ein anderes ausgetauscht werden – indem ein völlig neues BtM-Rezept ausgestellt wird.

9.9 Wechselwirkungen

Wechselwirkungen können sich auf pharmakokinetischer (◘ Tab. 9.1) und auf pharmakodynamischer Ebene (◘ Tab. 9.2) ergeben. Hierbei kann es zur gegenseitigen Beeinflussung von Wirkstoffspiegeln ebenso kommen, wie zur Verstärkung oder Abschwächung an Effektorsystemen, die von Cannabinoiden und anderen Wirkstoffen beeinflusst werden.

Sowohl Tetrahydrocannabinol (THC) als auch Cannabidiol (CBD) werden über das hepatische **Cytochrom-P450-System** (CYP450) verstoffwechselt. Bei in-vitro-Untersuchungen zeigten sich hemmende Wirkungen bei der gemeinsamen Gabe von THC und CBD auf die wichtigsten Enzymsysteme CYP3A4 und CYP2C19, allerdings nur bei unphysiologisch hohen Konzentrationen. Diese lagen erheblich höher als die in-vivo-Konzentrationen in klinischen Studien. Eine weitere in-vitro-Studie mit menschlichen Leberzellen, bei der beide Cannabinoide in gleichen Mengen vorlagen (1:1, v/v), ergab nur eine unbedeutende Induktion der Enzymsysteme CYP1A2, CYP2C9, CYP2C19 und CYP3A4. Hier wurden Dosen von bis zu 1 µmol (314 ng/ml) eingesetzt.

Eine Begleitbehandlung zu Sativex® mit dem starken Inhibitor des CYP3A4-Enzymsystems **Ketoconazol** führte zur Erhöhung von C_{max}- und AUC-Werten für THC (1,2- bzw. 1,8-fach), seines Hauptmetaboliten (3- bis 3,6-fach) und auch von CBD (jeweils 2-fach). Es kann also notwendig werden, die Dosis neu zu titrieren, wenn bei einer bereits begonnen Therapie zusätzlich eine Ketoconazol-Therapie erforderlich ist. Gleiches gilt nach den Ausführungen des Herstellers von Sativex® auch für andere Inhibitoren wie etwa Itraconazol, Ritonavir oder Clarithromycin. Indessen finden sich weder bei den Anbietern ketoconazol- oder clarithromycinhaltiger Arzneimittel noch bei den Herstellern der HIV-Wirkstoffe Indinavir, Nelfinavir, Ritonavir oder Saquinavir Hinweise auf Wechselwirkungen mit den beiden genannten Cannabinoiden. Beim Einsatz von Cannabinoiden im Rahmen einer supportiven Therapie von HIV-Patienten zur Appetitsteigerung und Gewichtszunahme sollte der behandelnde Arzt hierauf achten und bei einem Hinweis auf Zunahme von Nebenwirkungen bei einer solchen gleichzeitigen Gabe eventuell die Cannabinoid-Dosis reduzieren.

Kosel et al. untersuchten im Jahr 2002 im Rahmen einer randomisierten Studie bei AIDS-Patienten den Einfluss von Cannabinoiden auf die Pharmakokinetik von **Indinavir** (IVR) und **Nelfinavir** (NFV). Stabil auf beide HIV-Wirkstoffe eingestellte Patienten (800 mg

◘ **Tab. 9.1** Pharmakokinetische Wechselwirkungen. Quelle: Fachinformation Sativex®

Cannabinoid	Kombinationspartner	Effekt bzw. Veränderung	Vorgehen
Sativex® (Nabiximols)	Ketoconazol (CPY3A4-Hemmstoff) gilt analog für: Itraconazol, Ritonavir, Clarithromycin	AUC und C_{max} von THC und CBD erhöht	Nach Beginn oder Absetzen des Kombinationspartners eventuell erneute Dosistitration von THC erforderlich
Sativex®	Rifampicin (CYP3A4-Induktor)	AUC und C_{max} von THC und CBD vermindert	Begleitbehandlung mit starken Enzyminduktoren möglichst vermeiden (z. B. auch Carbamazepin, Phenytoin, Phenobarbital oder Johanniskraut), nach Absetzen ggf. erneute Dosistitration von THC erforderlich

Tab. 9.2 Pharmakodynamische Wechselwirkungen bei Gabe von Cannabinoiden und verschiedenen anderen Wirkstoffen oder Wirkstoffgruppen (Auswahl)

Wirkstoff/Wirkstoffgruppe	Möglicher Effekt
Psychotrop wirkende Stoffe (Alkohol, Benzodiazepine)	Verstärkung der Müdigkeit, Abnahme von Koordinationsfähigkeit und Konzentration, Herabsetzung der Reaktionsfähigkeit
Hypnotika und Sedativa	Schläfrigkeit, Muskelrelaxierung
Antispastika	Herabsetzung von Muskeltonus und Muskelkraft, Erhöhung der Sturzgefahr

IVR, 750 mg NFV, jeweils alle acht Stunden) wurden in drei Gruppen unterteilt, die entweder Marihuana-Zigaretten (3,95 % THC) rauchten, 2,5 mg Dronabinol-Kapseln oder Placebo-Kapseln anwendeten. Bestimmt wurden dann im 8-Stunden-Intervall die $AUC_{(8)}$, C_{max} und C_{min}. Obwohl die C_{max} von Indinavir im Marihuana-Arm signifikant (jedoch nicht stark) vermindert war, ist das Ausmaß der pharmakokinetischen Änderungen von Indinavir und Nelfinavir in beiden Marihuana-Armen insgesamt so marginal, dass keine klinischen Auswirkungen im Sinne einer Verminderung der Wirksamkeit der antiviralen Wirkstoffe zu erwarten ist.

Im Gegensatz dazu führte die gleichzeitige Gabe der Kombination THC/CBD mit **Rifampicin**, einem starken Induktor von CYP3A4, zu einer deutlichen Reduktion der C_{max}- und AUC-Werte: bei THC ergab sich eine 40- bzw. 20 %ige Abnahme, für den Hauptmetaboliten von THC in Höhe von 85 bzw. 87 % und bei CBD von 50 bzw. 60 %. Wenn es sich also vermeiden lässt, dann sollte unter einer Therapie mit THC-haltigen oder THC- und CBD-haltigen Arzneimitteln keine Behandlung mit den starken CYP3A4-Induktoren Rifampicin, Carbamazepin, Phenytoin, Phenobarbital oder Johanniskraut vorgenommen werden. Wenn diese jedoch unbedingt erforderlich sein sollte, so wird eine neuerliche sorgfältige Dositstitration empfohlen, vor allem in den ersten beiden Wochen, nachdem der jeweilige Induktor abgesetzt wurde. Es ist möglich, dass die unter gleichzeitiger Gabe beider Wirkstoffe erhöhte THC-Dosis nach dem Absetzen des Enzyminduktors nun zu hoch ist und wieder reduziert werden muss.

Bei gleichzeitiger Gabe von **Hypnotika**, Sedativa oder anderen Arzneimitteln, die eine sedierende Wirkung haben, kann es zu einer additiven Wirkung von Sedierung und Muskelrelaxation kommen.

Eine Kombination von THC- bzw. THC/CBD-haltigen Arzneimitteln mit **Antispastika** führte nicht zu einer Verstärkung von Nebenwirkungen. Es ist aber hier zu bedenken, dass bei einer Kombination dieser Stoffe sowohl der Muskeltonus als auch die Muskelkraft reduziert sein können, was die Sturzgefahr erhöht.

Wie bei allen **ZNS-wirksamen Substanzen** können Wechselwirkungen mit Alkohol auftreten. Es kann zu einer Verminderung von Koordinationsfähigkeit, Konzentration und zu einer Beeinträchtigung der Reaktion führen. Dies birgt insbesondere Gefahren, wenn Maschinen bedient werden oder Auto gefahren wird. Daher sollte unter einer Therapie mit Cannabinoiden der Genuss von Alkohol vermieden oder minimiert werden.

Es gibt Berichte, wonach die Gabe von THC die Wirkung von **Opiaten** verstärkt. Dies kann ein erwünschter Effekt sein und therapeutisch unter anderem dazu genutzt werden, die Opiatdosis zu vermindern.

9.9.1 Autofahren und cannabisbasierte Arzneimittel

Autofahren und die Verwendung illegaler Betäubungsmittel schließen sich aus – ebenso wie das Fahren unter Alkoholeinfluss. Das ist Anlage 4 der Fahrerlaubnisverordnung (FeV) zu entnehmen. Anders sieht die Rechtslage aus, wenn ein Patient ein BtM im Zusammenhang mit einer entsprechenden Erkrankung einnehmen muss, also aus medizinisch-therapeutischen Gründen. Hier ist das Fahren grundsätzlich zulässig. So heißt es im § 24a, Satz 2, des Straßenverkehrsgesetzes: „Ordnungswidrig handelt, wer unter der Wirkung eines in der Anlage zu dieser Vorschrift genannten berauschenden Mittels im Straßenverkehr ein Kraftfahrzeug führt. Eine solche Wirkung liegt vor, wenn eine in dieser Anlage genannte Substanz im Blut nachgewiesen wird. Satz 1 gilt nicht, wenn die Substanz aus der bestimmungsgemäßen Einnahme eines für einen konkreten Krankheitsfall verschriebenen Arzneimittels herrührt." Dies wurde von der Bundesregierung durch die Drucksache 18/11701 eindeutig als Antwort auf eine kleine Anfrage der Opposition bestätigt und klargestellt, dass Cannabispatienten keine Sanktionierung droht, wenn Cannabis aus der bestimmungsgemäßen Einnahme eines für einen konkreten Krankheitsfall verschriebenen Arzneimittels herrührt. Gleichermaßen unterscheidet auch die Fahrerlaubnisverordnung zwischen der illegalen Verwendung von Drogen und der Einnahme von Arzneimitteln. So heißt es in einem Merkblatt des Bundesverkehrsministeriums: „Während der illegale Konsum von Betäubungsmitteln (außer Cannabis) die Fahreignung nach Anlage 4 Nr. 9.1 FeV ausschließt, führt die Einnahme von Medikamenten nur dann zum Ausschluss der Fahreignung, wenn es zu einer Beeinträchtigung des Leistungsvermögens unter das erforderliche Maß kommt (Anlage 4 Nr. 9.6.2 FeV)". Voraussetzung ist dafür allerdings, dass der Patient sich in einem stabilen, gut eingestellten Zustand befindet und die Einnahme des betreffenden BtM seinen Allgemeinzustand nicht wesentlich negativ beeinflusst – und dass sich der Patient vor Fahrtantritt kritisch hinterfragt.

Da bei einer polizeilichen Kontrolle von Verkehrsteilnehmern nicht zwischen medizinischem und nichtmedizinischem Gebrauch von Cannabis unterschieden werden kann, besteht möglicherweise die Gefahr, dass die Polizei ein Ordnungswidrigkeitsverfahren einleitet, was jedoch nach Klärung der Situation in der Regel wieder eingestellt wird. Hier ist es also denkbar, dass Patienten, die mit Cannabis therapiert werden, zeitweilig Nachteile haben könnten. Inwiefern von der Polizei eine ärztliche Bescheinigung über die Durchführung einer Cannabistherapie anerkannt wird, kann aktuell nicht abgeschätzt werden. Es könnte jedoch durchaus sinnvoll sein, dass Ärzte eine solche ausdrucken und dem Patienten mitgeben. Einen rechtsgültigen BtM-Ausweis, in dem eine solche Therapie ärztlich bescheinigt würde, gibt es in Deutschland derzeit jedoch nicht.

■ **MERKE** Grundsätzlich ausgeschlossen werden muss das Autofahren am Beginn einer Cannabistherapie, also wenn der Patient sich in der Phase der Titrierung befindet und die wirksame Dosis ermittelt wird.

Hier gelten dieselben Anforderungen wie bei der Einstellung eines Opioids zur Schmerzbehandlung. Bei der Behandlung mit Stoffen wie Morphin oder Fentanyl wird empfohlen, 1–2 Wochen der Behandlung abzuwarten, bevor der Patient ein Auto führt. Aus der Erfahrung von Ärzten heraus, die Cannabis-Patienten betreuen, gilt bei einer Cannabistherapie dasselbe. Bei der Erhöhung einer nicht mehr ausreichenden Dosierung von Cannabis sollte eine erneute mehrtägige Stabilisierungsphase angeschlossen werden.

Wenn ein Cannabis-Patient mit einer Fahrerlaubnis der **Führerscheingruppe 1** (PKW bis maximal 3,5 t (inklusive Anhänger), diverse Motorradführerscheine, Führerscheine für Kleinkrafträder und vierrädrige Leichtkrafträder, selbstfahrende Arbeitsmaschinen sowie für land- und forstwirtschaftliche Maschinen (Klassen A, A1, B, BE, M, S, L und T) stabil eingestellt ist und seine körperlichen Fähigkeiten es zulassen, so darf er ein Kraftfahrzeug führen.

Besondere Anforderungen gelten für Patienten unter einer Cannabistherapie, wenn diese einen **Führerschein der Gruppe 2** (LKW und Bus: Klassen C, C1, CE, C1E, D, D1, DE, D1E oder die Fahrerlaubnis zur Fahrgastbeförderung) beantragen oder verlängern wollen. Hier muss nach §§ 11 und 48 der FeV eine Begutachtung gemäß Anlage 5 vorgenommen werden, um an eine Fahrerlaubnis zu gelangen. Diese Begutachtung führt vermutlich häufiger zu einer Ablehnung des Antrags.

9.10 Dokumentation

Die Bestandsdokumentation der erworbenen Cannabisblüten erfolgt getrennt nach dem Sortennamen. Es ist nicht erforderlich, den Gehalt an THC zu dokumentieren. Jede Sorte stellt ein eigenes dokumentationspflichtiges BtM dar. Für jede der, bei Manuskriptkorrektur (Stand Oktober 2017), 15 Sorten wird also eine eigene Karteikarte oder Datei angelegt, auf der Bewegung und Bestand des jeweiligen BtM nachvollziehbar sind. Sorten verschiedener Hersteller, die möglicherweise mit gleichen THC- und CBD-Gehalten ausgewiesen sind, müssen getrennt dokumentiert werden.

Die Dokumentation der Extrakte erfolgt im Falle der Tilray-Extrakte gemäß deren Bezeichnung. Analog wird mit den Bionorica-Extrakten verfahren.

Da es sich bei den von verschiedenen Importeuren angebotenen niederländischen Sorten immer um dieselbe Ware handelt, können alle Produkte nach Sorten getrennt in jeweils einer Kartei oder Datei erfasst werden. Jede der fünf Sorten erhält auf Antrag des jeweiligen Importeurs vom IFA (Institut für Arzneimittelspezialitäten, ▸Kap. 9.2.1) eine separate PZN. Die Sorte Bedrocan zum Beispiel müsste dann fünfmal separat dokumentiert werden und ist dabei immer dasselbe Produkt. Bei den derzeit vier Importeuren würde man dafür 20 Karteikarten oder Dateien anlegen müssen.

Bei der Belieferung von BtM-Rezepten wird ebenfalls sortenspezifisch dokumentiert, auch hier ist nicht der Gehalt an THC das bestimmende Merkmal. Dadurch kann wie allen anderen BtM sofort überprüft werden, ob die für einen Zeitraum von 30 Tagen erlaubte Menge von 100 Gramm unterschritten, erreicht oder gegebenenfalls überschritten wird. Bei Überschreiten muss das Kennzeichen „A" aufgebracht werden. Sollte dies nicht aufgebracht sein, so muss eine Rücksprache mit dem verschreibenden Arzt erfolgen und das BtM-Rezept korrigiert werden. Gemäß § 12 Abs. 2 BtMVV muss die Apotheke dabei die Teile I und II korrigieren, der verschreibende Arzt den bei ihm vorliegenden Teil III. Apotheke und Arzt vermerken die Rücksprache auf den jeweils vorliegenden Rezeptteilen.

Eine Rückgabe zum Arzt und eine Korrektur durch diesen sind gesetzlich weder vorgesehen noch erforderlich.

Im Falle von Blütenextrakten erfolgt die Dokumentation des Erwerbs und der Abgabe auf Rezept bzw. gegebenenfalls des Verbrauchs für Prüfzwecke in analoger Weise. Bei der Dokumentation der mit einem Extrakt belieferten Rezepte muss beachtet werden, dass innerhalb von 30 Tagen bezogen auf den THC-Gehalt maximal 1.000 mg abgegeben werden dürfen, sonst wird auch hier die Kennzeichnung „A" erforderlich.

Wird zur Identitätsprüfung gemäß DAB-Monographie tatsächlich eine Menge von 0,1 Gramm entnommen und nicht wie in ▸Kap. 5.4.2 verfahren, so wird diese in der BtM-Kartei als Abgang eingetragen. Der Zweck der Entnahme wird mit analytischer Prüfung vermerkt. Bei Verordnung und Beschaffung einer 5 Gramm-Dose stehen damit nominal nur 4,9 Gramm zur Abgabe zur Verfügung, was die Rücksprache mit dem Arzt und die Korrektur aller Teile des BtM-Rezepts erfordert, also der Teile I und II in der Apotheke und des Teils III beim Arzt. Die Entnahme von 20 bis 30 Milligramm zur Testung wie in ▸Kap. 5.4.2 beschrieben, soll ebenfalls vermerkt werden. In diesem Fall kann von einer Korrektur des Rezepts abgesehen werden. Die zur Prüfung entnommene Menge ist so gering und beeinflusst die Gesamtmenge unwesentlich im

Tab. 9.3 Einige Fragen & Antworten aus der bisherigen Praxis (exemplarisch)

Frage	Antwort
Muss für eine Bestellung von Cannabisblüten das Rezept vorliegen oder eine Kopie eingeschickt werden?	Nein, das ist nicht erforderlich. Cannabisblüten und Extrakte können auch auf Vorrat bestellt werden.
Liegt der Ware beim Bezug vom Großhändler eine Gebrauchsinformation bei?	Im Regelfall nicht: bei Cannabis handelt es sich um ein Rezepturarzneimittel, zu dem der Lieferant der Blüten keine Packungsbeilage abgibt. Allerdings liefert die Firma Tilray zu ihren Cannabisextrakten ein Produktinformationsblatt mit aus.
Ist die Abgabe von Cannabisblüten im bezogenen Originalbehältnis erlaubt?	Die Behältnisse der von den Firmen Spektrum Cannabis und Pedanios gelieferten kanadischen Blüten sind kindergesichert und die Etiketten lassen sich relativ leicht entfernen. Sie können also verwendet werden. Die Behältnisse der niederländischen Sorten von dem Unternehmen Bedrocan sind nicht kindergesichert. Hier muss in ein anderes Behältnis umgefüllt und dieses dann etikettiert werden.
Muss eine Apotheke den THC-Gehalt vor Abgabe ermitteln?	Nein. Das Gesetz schreibt nicht vor, dass der THC-Gehalt der Cannabisblüten ermittelt werden muss. Die Lieferanten liefern zusammen mit der Ware ein Analysenzertifikat. Da Cannabisblüten als Rezepturarzneimittel gelten, muss nach ApBetrO eine Identitätsprüfung durchgeführt werden (für jede Dose).
Wie werden Cannabisblüten taxiert? Gibt es dazu eine Vorgabe im „Cannabisgesetz"?	Abhängig davon, ob die Blüten unzerkleinert oder zerkleinert und portioniert gem. den einschlägigen DAC/NRF-Rezepturen abgegeben werden, unterschiedlich: ▪ Gem. §4 AMPreisV, wenn die Blüten unzerkleinert abgegeben werden. ▪ Gem. §5 AMPreisV, wenn ein Bearbeiten und Portionieren erfolgt. Das „Cannabisgesetz" schreibt keinesfalls vor, dass eine Apotheke nur nach §5 AMPreisV abgeben darf. Wie abgerechnet wird, ergibt sich ausschließlich durch das ärztliche BtM-Rezept (unverändert oder verändert).
Welche Sonderkennzeichen verwendet man bei Cannabisblüten und Importarzneimitteln?	Für unverarbeitete Cannabisblüten wird das Sonderkennzeichen 06460694 verwendet, für cannabishaltige Zubereitungen gem. den DAC/NRF-Rezepturen 06460665 und für Importarzneimittel (z. B. Marinol®) 06460671.
Wer liefert Vaporisatoren, wo kann ich diese bestellen?	Derzeit sind nur die beiden Geräte Volcano Medic und Mighty Medic der Firma Storz & Bickel als Medizinprodukte zugelassen. Bestellung und Auslieferung der beiden Vaporisatoren an Apotheken erfolgt über die Firmen Fagron und WEPA. Neben den Vaporisatoren wird von diesen Unternehmen auch das weitere Zubehör geliefert.

Tab. 9.3 Einige Fragen & Antworten aus der bisherigen Praxis (exemplarisch) (Fortsetzung)

Frage	Antwort
Muss auf einem BtM-Rezept der THC-Gehalt der Blütensorten angegeben werden?	Nein, die Angabe der Menge und Sorte ist ausreichend, aber auch zwingend erforderlich. Eine Wirkstoffverschreibung „5 g Cannabisblüten, ca. 22 % THC" ist nicht zulässig.
Welche Unterlagen sind den Cannabisblüten bei Bezug durch die Apotheke beigefügt?	Im Regelfall Prüfzertifikate, die entweder auf die vorliegende DAB-Monographie Cannabisblüten referenzieren oder Unterlagen eines Labors bzw. einer Person mit Befähigung zur QP und zur Probennahme gem. § 65 Abs. 4 AMG.
Wie entsorgen Apotheke oder Patient Cannabisblüten, die nicht mehr benötigt werden oder gebraucht sind?	Die Apotheke zerkleinert die Blüten, packt diese ein oder mischt sie z. B. mit Kaffeepulver oder Teeblättern aus einem benutzen Kaffee- oder Teefilter und gibt diese in den Restmüll. Alternativ bieten sich die Veraschung im Abzug oder das Übergießen mit Schwefelsäure und die Entsorgung im Hausmüll an. Der Patient gibt sie in den Biomüll oder den Hausmüll, eventuell noch einmal in ein Papierküchentuch verpackt.
Wie verhält es sich mit der Kostenübernahme von Blüten, Blütenextrakten, Rezepturarzneimitteln sowie der Off-Label-Verordnung zugelassener Fertigarzneimittel?	Vor einer Verschreibung an Patienten als Kassenleistung muss die betreffende Kasse die Genehmigung zur Kostenübernahme erteilen, die sie nur in begründeten Fällen ablehnen darf. Kassenpatienten können jedoch auch ein Privatrezept erhalten, müssen das Arzneimittel dann aber selbst bezahlen. Der Verband der Privaten Krankenversicherung hatte erklärt, dass diese im Regelfall die Leistung bezahlen würden. Die Praxis zeigte jedoch, dass einige Versicherungen dies ablehnen. Daher ist auch hier eine frühzeitige Klärung der Kostenübernahme erforderlich. Bei der Off-Label-Verordnung zugelassener Fertigarzneimittel muss die Kostenübernahme durch eine Kasse beantragt werden.
Werden die Kosten für einen Vaporisator übernommen?	Der Hersteller der beiden zertifizierten Vaporisatoren hat die Aufnahme der Geräte in das Hilfsmittelverzeichnis beantragt, was zur Erstattung durch die GKV führen würde. Es gibt positive Signale dazu, zum Zeitpunkt der Manuskripterstellung ist jedoch seitens des GKV-Spitzenverbands noch keine Entscheidung gefällt worden (Stand Oktober 2017).
Wie verhält es sich bei der Kostenübernahme von Fertigarzneimitteln? (Sativex®, Canemes®)	Bei einer In-Label-Verordnung werden die Kosten von den Krankenkassen übernommen. Bei einer Off-Label-Verordnung muss die Kostenübernahme mit der Versicherung wie bei der Verordnung von Cannabisblüten geklärt werden.
Welche Kräutermühlen kann man einsetzen, woher bezieht man diese?	Sog. Grinder in unterschiedlichen Ausführungen bieten beispielsweise die Firmen Storz & Bickel, Halbmeier & Friedrici, Udopea u. a. an. Geschlossene Mühlen sind dabei zu bevorzugen, um einen Substanzverlust zu vermeiden. Größere Mengen können mit dem bei WEPA erhältlichen ESGE-Zauberstab und dem Zerkleinerer-Zusatz vermahlen werden.
Darf man unter einer Cannabistherapie Autofahren?	Der Gesetzgeber sagt klar: Ja. Wenn der Patient in der Lage ist, sein Kfz sicher zu führen, dann darf er das auch tun. Hier gilt dieselbe Regelung wie für andere Patienten unter Dauermedikation mit einem psychoaktiven Arzneimittel. In der Praxis kann die Polizei nicht zwischen einer missbräuchlichen Anwendung und der Anwendung als Arzneimittel unterscheiden. Es besteht die Gefahr, dass ein Ordnungswidrigkeitsverfahren eingeleitet wird, das aber nach Klärung wieder eingestellt wird. Ein Patientenausweis oder eine Bescheinigung des Arztes wäre sinnvoll, kann aber im Einzelfall trotzdem nicht ausreichen, um die überprüfenden Polizeibeamten davon abzuhalten, den Patienten an der Weiterfahrt zu hindern.

Hinblick auf die behördlich akzeptierten Abweichungen der Sollmengen von Arzneimitteln. Eine 5 Gramm-Dose kann nach Entnahme von 20 bis 30 mg Blüten auch gemäß der BtM-Verschreibung mit einer Nominalmenge von 5 Gramm abgegeben werden.

9.11 Fragen & Antworten aus der bisherigen Praxisphase

Aus der kurzen Zeit des praktischen Umgangs mit Cannabisblüten und Extrakten konnten einige beispielhafte Fragen zusammengetragen werden, diese und die Antworten darauf sind in ◘ Tab. 9.3 aufgeführt.

Literatur

AVP, Arzneiverordnung in der Praxis, Therapieempfehlungen der Deutschen Ärzteschaft, 3. Aufl. 2007

Bundesanstalt für Straßenwesen, Begutachtungsleitlinien zur Kraftfahrereignung. Berichte der Bundesanstalt für Straßenwesen. Mensch und Sicherheit Heft M 115, Gültig ab 01.05.2014

Bundesinstitut für Arzneimittel und Medizinprodukte, Homepage der Bundesopiumstelle, Aufruf der Seite am 31. Mai 2017

Deutscher Bundestag, Drucksache 18/11701, Antwort der Bundesregierung: Cannabis und Straßenverkehr, 27. März 2017

Fachinformation Sativex®, Stand März 2015

Grotenhermen F. Cannabissorten in Deutschland und ihre Inhaltsstoffe. Update vom 20. April 2017

Grotenhermen F. Clinical Pharmacodynamics of Cannabinoids. J Cannabis Ther, 4(1):29–78, 2004. Verfügbar online unter: www.cannabis-med.org/data/pdf/2004-01-2.pdf (Zugriff 09.11.2016)

Kosel BW, Aweeka FT, Benowitz NL et al. The effects of cannabinoids on the pharmacokinetics of indinavir and nelfinavir. AIDS, Mar 8;16(4):543–550, 2002

Kemle, Torsten, Referat 25, Regierungspräsidium Tübingen, Mail vom 8. Juni 2017

Laginha, Alberto, Diplom-Agrarbiologe, persönliche Mitteilung, September 2016

Lauktien, Dr. Gerhard, ehemaliger Leiter Fachgruppe 84 der Bundesopiumstelle, Mail vom 6. Februar 2009

Liebich, Dr. Gisela, Laboratorium Dr. Liebich. persönliche Mitteilung. Mai 2017

Merkblatt des Bundesministeriums für Verkehr und digitale Infrastruktur, November 2015

Müller-Vahl, Kirsten, Prof. Dr. med., ärztliche Fortbildung, z. B. 13. Mai 2017 Frankfurt a. M.

Therapie mit Cannabinoiden, Die Rezeptursubstanz Dronabinol in der Praxis. Information für Fachpersonal, 3. Aufl., THC Pharm GmbH, Frankfurt/M (neueste Ausgabe, undatiert)

Rausch R. Präzise dosiert, aber auch plausibel? Dtsch Apo Ztg 157(11):38–9, 2017

10 Wann und warum wird Cannabis eingesetzt?

10.1 Indikationen im Überblick

Franjo Grotenhermen

Im Gegensatz zu anderen Molekülen, die als Medikamente Verwendung finden, sind Cannabinoide wie vor allem THC und CBD nicht nur bei einer limitierten Zahl von Erkrankungen von Nutzen, sondern besitzen ein einzigartiges und ungewöhnlich breites therapeutisches Potenzial. Um das gesamte therapeutische Spektrum von Cannabis und Cannabinoiden zu erforschen, wären große randomisierte klinische Studien bei einer Vielzahl von Erkrankungen und Indikationen erforderlich. Das würde einen enormen Umfang an Zeit und Kosten bedeuten, um die Wirksamkeit von cannabisbasierten Medikamenten bei allen bisher vorgeschlagenen Indikationen zu untersuchen, um die Prinzipien einer evidenzbasierten Medizin zu erfüllen.

Die meisten mit Cannabis therapierten Erkrankungen sind chronischer Natur, sodass eine langfristige Behandlung notwendig ist. Bei einigen Indikationen, bspw. zur Linderung von Übelkeit und Erbrechen bei einer Chemotherapie, werden Cannabisprodukte nur für einen begrenzten Zeitraum eingesetzt. Bei weiteren Indikationen, wie etwa zur Kupierung eines Migräneanfalls, können sie auch als Bedarfsmedikamente genutzt werden.

Die wichtigsten Indikationen von cannabisbasierten Medikamenten lassen sich in fünf Gruppen einteilen:

- chronische Schmerzen (neuropathische Schmerzen, Migräne, Cluster-Kopfschmerzen etc.),
- chronisch-entzündliche Erkrankungen (Colitis ulcerosa, rheumatoide Arthritis, Morbus Bechterew etc.),
- neurologische Erkrankungen (Spastik bei multipler Sklerose, Epilepsie, Tourette-Syndrom etc.),
- Appetitlosigkeit und Übelkeit (HIV/Aids, Krebs etc.) sowie
- psychiatrische Erkrankungen (Depressionen, Zwangsstörungen, posttraumatische Belastungsstörung etc.).

Der wissenschaftliche Kenntnisstand zu verschiedenen möglichen Indikationen für eine Therapie mit Cannabisprodukten variiert erheblich. Nach Kenntnis der Arbeitsgemeinschaft Cannabis als Medizin e. V. liegen bei den zuletzt etwa 1.060 Patienten, die eine Ausnahmeerlaubnis durch die Bundesopiumstelle erhielten, u. a. die folgenden Erkrankungen vor (in alphabetischer Reihenfolge):

Allergische Diathese, Akne inversa, Angststörung, Appetitlosigkeit und Abmagerung (Kachexie), Armplexusparese, Arthrose, Asthma, Aufmerksamkeitsdefizit-/Hyperaktivitätsstörung (ADHS), Autismus, Barrett-Ösophagus, Blasenkrämpfe nach mehrfachen Operationen im Urogenitalbereich, Blepharospasmus, Borderline-Störung, Borreliose, chronische Polyarthritis, chronisches Müdigkeitssyndrom (CFS), chronisches Schmerzsyndrom nach Polytrauma, chronisches Wirbelsäulensyndrom, Cluster-Kopfschmerzen, Colitis ulcerosa, Depressionen, Epilepsie, Failed-back-surgery-Syndrom, Fibromyalgie, hereditäre motorisch-sensible Neuropathie mit Schmerzzuständen und Spasmen, HIV-Infektion, HWS- und LWS-Syndrom, Hyperhidrosis, Kopfschmerzen, Lumbalgie, Lupus erythematodes, Migraine accompagnée, Migräne, Mitochondropathie, Morbus Bechterew, Morbus Crohn, Morbus Scheuermann, Morbus Still, Morbus Sudeck, multiple Sklerose, Neurodermitis, paroxysmale nonkinesiogene Dyskinese (PNKD), Polyneuropathie, Posner-Schlossmann-Syndrom, posttraumatische Belastungsstörung, Psoriasis, Reizdarm, Rheuma (rheumatoide Arthritis), Sarkoidose, Schlafstörungen, schmerzhafte Spastik bei Syringomyelie, systemische Sklerodermie, Tetraspastik nach infantiler Cerebralparese, Thalamussyndrom bei Zustand nach Apoplex, Thrombangitis obliterans, Tics, Tinnitus, Tourette-Syndrom, Trichotillomanie, Urtikaria unklarer Genese, Zervikobrachialgie, Zustand nach Schädel-Hirn-Trauma, Zwangsstörung.

Die vielfältigen therapeutischen Wirkungen cannabisbasierter Medikamente wurden jüngst umfangreich in

Übersichten beschrieben. Die erste randomisierte klinische Studie, die ein cannabisbasiertes Medikament verwendete, untersuchte die Wirkungen von THC auf Nebenwirkungen einer Krebsbehandlung mit Zytostatika. Mehr als 140 kontrollierte klinische Studien wurden in den folgenden 40 Jahren durchgeführt (◻ Tab. 10.1).

Die beste wissenschaftliche Datenlage liegt bisher für die folgenden Indikationen vor:

- Übelkeit und Erbrechen bei Chemotherapie,
- Appetitlosigkeit und Kachexie bei Krebs- oder HIV-/Aids-Patienten,
- neuropathische und chronische Schmerzen sowie
- Spastik bei multipler Sklerose.

10.1.1 Übelkeit und Erbrechen bei Chemotherapie

Während der vergangenen 40 Jahre, jedoch vor allem in den 1970er und 1980er Jahren wurden 33 kontrollierte Studien mit insgesamt 1.525 Teilnehmern durchgeführt, um den möglichen Nutzen von Cannabinoiden bei der Linderung von Nebenwirkungen, die mit einer Chemotherapie verbunden sind, zu untersuchen. Eine dieser Studien mit 61 Teilnehmern wurde am Bethesda Memorial Hospital in Boynton Beach (USA) durchgeführt. Sie zeigte, dass THC so wirksam wie das etablierte antiemetische Medikament Ondansetron bei der Behandlung einer verzögerten Übelkeit mit Erbrechen durch eine Chemotherapie war. In den aktiven Gruppen trat signifikant seltener Übelkeit auf (71 % in der THC-Gruppe, 64 % in der Ondansetron-Gruppe) als in der Placebo-Gruppe (15 %). Es ist bemerkenswert, dass die Intensität von Übelkeit und Erbrechen bei den mit THC behandelten Patienten am geringsten war.

10.1.2 Appetitlosigkeit und Kachexie bei Krebs- oder HIV/Aids-Patienten

Bisher wurden zehn kontrollierte Studien mit einer Gesamtzahl von 973 Patienten durchgeführt, die die Wirkungen von cannabisbasierten Medikamenten auf Appetitlosigkeit und Kachexie bei Krebs- oder HIV-/Aids-Patienten untersuchten. So wurden bspw. in einer Studie an der Universität von Alberta in Edmonton (Kanada) die Wirkungen von THC auf die Geschmacks- und Geruchswahrnehmung, den Appetit, die Kalorienaufnahme und die Lebensqualität bei erwachsenen Patienten mit fortgeschrittenem Krebs, schlechtem Appetit und gestörter chemosensorischer Wahrnehmung untersucht. Die 46 Teilnehmer erhielten randomisiert über einen Zeitraum von 18 Tagen entweder 2-mal 2,5 mg kapsuliertes THC oder identische Placebokapseln. Die mit THC (Dronabinol) behandelten Patienten gaben eine signifikant verbesserte chemosensorische Wahrnehmung und einen besseren Geschmack der Nahrung an. Der Appetit vor den Mahlzeiten und die Menge der als Proteine konsumierten Kalorien nahm im Vergleich zum Placebo zu. Zudem berichteten mit dem Verum behandelte Patienten von einer besseren Schlafqualität und Entspannung.

Forscher der Columbia-Universität in New York (USA) verglichen die Wirkungen von 10, 20 oder 30 mg oralem THC mit Cannabiszigaretten mit unterschiedlichen THC-Konzentrationen (1,8 %, 2,8 % und 3,9 %) auf die Nahrungsaufnahme bei 30 HIV-positiven Cannabiskonsumenten in acht 7-stündigen Sitzungen. Die drei verschiedenen Cannabiszigaretten und die beiden niedrigen oralen THC-Dosen (10 und 20 mg) wurden gut vertragen und verursachten nur geringe physische Symptome sowie eine signifikante Zunahme der Angaben auf einer Skala zu „guter Drogenwirkung“, während die höchste THC-Dosis (30 mg) bei einigen Teilnehmern signifikante Nebenwirkungen verursachte. Sowohl orales THC als auch die Cannabiszigaretten führten zu einer verstärkten Kalorienaufnahme, aber nur in der Gruppe der HIV-positiven Patienten mit Gewichtsverlust (n = 15) und nicht in der Gruppe ohne Verlust von Muskelmasse (n = 15). Die Autoren folgerten, dass „bei erfahrenen Marihuanarauchern mit klinisch signifikantem Verlust von Muskelmasse sowohl Dronabinol (in akuten Dosen, die mindestens 4- bis 8-mal so hoch sind wie die aktuellen Empfehlungen) als auch Marihuana eine substanzielle und vergleichbare Zunahme der Nahrungsaufnahme ohne Verursachung von Nebenwirkungen bewirkt“.

10.1.3 Neuropathische und chronische Schmerzen

In 35 kontrollierten Studien mit insgesamt 2.046 Patienten wurden die Wirkungen von cannabisbasierten Medikamenten bei der Behandlung neuropathischer und chronischer Schmerzen untersucht. Bei Patienten mit peripheren neuropathischen Schmerzen konnte demonstriert werden, dass der Cannabisextrakt Sativex® klinisch relevante Verbesserungen bei der Schmerzintensität und der Schlafqualität verursachen kann. In diese Studie an der Universität von Glasgow (Großbritannien) wurden insgesamt 246 Patienten aufgenommen. Sie erhielten zufällig verteilt entweder Sativex® (n = 128) oder ein Placebo (n = 118) zusätzlich zur bisherigen Schmerzmedikation. Verglichen mit der Placebogruppe gab es einen höheren Prozentsatz an Patienten mit einer Verbesserung der Schmerzintensität um mehr als 30 % auf einer numerischen Skala von 0 bis 10.

Nach einer klinischen Studie mit 39 Patienten an der Universität von Kalifornien in Sacramento (USA) waren sowohl schwach konzentriertes (1,29 % THC), mit einem Verdampfer (Vaporizer) inhaliertes Cannabis als auch etwas stärkeres Cannabis (3,5 % THC) im

Tab. 10.1 Anzahl kontrollierter klinischer Studien mit Medikamenten auf Cannabisbasis zwischen 1975 und 2015

Indikation	Zahl der gefundenen Studien	Gesamtzahl der Patienten
Übelkeit und Erbrechen aufgrund Chemo- oder Strahlentherapie	33	1.581
Appetit und chemosensorische Wahrnehmung bei Krebs- oder HIV-/Aids-Patienten	10	973
Neuropathische oder chronische Schmerzen	35	2.046
Experimentelle oder akute Schmerzen	11	387
Spastik bei multipler Sklerose	14	1.740
Tremor bei multipler Sklerose	2	22
Blasendysfunktion bei multipler Sklerose	2	765
Fortschreiten der Erkrankung, Entzündung und kognitive Leistungsfähigkeit bei multipler Sklerose	3	610
Querschnittslähmung	3	10
Tourette-Syndrom	2	36
Epilepsie	1	15
Glaukom	3	32
Dystonie	1	15
Intestinale Dysfunktion und Reizdarm	5	215
Morbus Crohn	1	21
Atemwegserkrankungen	1	9
Cannabisabhängigkeit	2	207
Angst und posttraumatische Belastungsstörung	4	104
Schizophrenie	2	55
Morbus Parkinson	3	47
Demenz	1	50
Wechselwirkungen zwischen Cannabinoiden	2	58
Gesamt*)	140*)	Etwa 8.000**)

Tabelle 24 aus dem Englischen übersetzt aus: Grotenhermen F, Müller-Vahl K. Medicinal Uses of Marijuana and Cannabinoids. Critical Review in Plant Sciences, 2016, zur Publikation angenommen.

*) Die Studie von Wade et al. (2003) taucht in zwei Tabellen auf, sodass die Summierung aller Studien in den Tabellen 1–23 im Artikel (hier nicht dargestellt) von 141 höher als die Summe der durchgeführten kontrollierten Studien (n = 140) ist.

**) Die Summe aller Teilnehmer in den Studien (n = 8.886) ist höher als die reale Zahl der Teilnehmer, weil einige Studien mit den gleichen Teilnehmern durchgeführt wurden. So verwendete die Studie von Freeman et al. (2006) die gleiche Studienpopulation wie die von Zajicek et al. (2003). Literatur im Originalartikel.

Vergleich zu Placebo-Cannabis signifikant wirksamer bei der Reduzierung zentraler oder peripherer neuropathischer Schmerzen. Die Patienten waren gegen Standardanalgetika behandlungsresistent. Durchschnittlich mussten etwa drei Patienten behandelt werden, damit ein Patient mit einer Schmerzreduktion von mindestens 30 % von der Behandlung profitierte. Die NNT (number needed to treat) für eine mindestens 30 %ige Schmerzreduzierung betrug 3,2 für den Vergleich zwischen Placebo und der niedrigen Dosis sowie 2,9 für das Placebo versus die höhere THC-Dosis. Es gab keinen signifikanten Unterschied zwischen der niedrigen und der höheren als Cannabisblüten inhalierten THC-Menge. Die Autoren resümierten, dass die Ansprechbarkeit der cannabisbasierten Medikamente vergleichbar mit denen anderer Medikamente gegen neuropathische Schmerzen ist.

10.1.4 Spastik bei multipler Sklerose

Bisher wurden 14 kontrollierte Studien mit 1.740 Patienten durchgeführt, um die Wirksamkeit und Sicherheit von Cannabinoiden bei der Behandlung der Spastik bei Patienten mit multipler Sklerose zu untersuchen. Die Wirkungen von Sativex® wurden in einer Multicenterstudie in mehreren europäischen Ländern bei Patienten mit sonst behandlungsrefraktärer Spastik untersucht. Die Studie bestand aus zwei Phasen. Zunächst nahmen alle 572 Teilnehmer an einer einfachblinden 4-wöchigen Studienphase teil, in der sie Sativex® erhielten. An der folgenden doppelblinden randomisierten 12-wöchigen Phase nahmen nur die 241 Patienten teil, die in der ersten Phase eine Verbesserung der Spastik von mindestens 20 % erlebt hatten sowie die Nebenwirkungen der Medikation tolerierten. In der ITT-Analyse (intention-to-treat) fand sich ein hochsignifikanter Unterschied zu Gunsten von Cannabis hinsichtlich der Reduzierung der Spastik. Zudem bewirkte Sativex® eine signifikante Besserung der Spasmenhäufigkeit, des Schlafs sowie des allgemeinen Eindrucks der Veränderung, sowohl in der Beurteilung durch die Patienten als auch durch die Ärzte.

In einer weiteren placebokontrollierten Cross-Over-Studie von der Universität von Kalifornien in San Diego (USA) mit 30 erwachsenen MS-Patienten wurde gezeigt, dass gerauchtes Cannabis wirksam bei der Behandlung der Spastik ist. Die Teilnehmer wurden randomisiert entweder der Interventionsgruppe, in der sie 3 Tage lang 1-mal täglich Cannabis rauchten oder der Kontrollgruppe, in der sie identische Placebozigaretten rauchten, zugeordnet. Nach einem 11-tägigen Intervall wechselten die Teilnehmer zur anderen Gruppe. Die Behandlung mit gerauchtem Cannabis führte im Vergleich zum Placebo zu einer stärkeren Reduzierung des mit der modifizierten Ashworth-Skala gemessenen Muskeltonus um durchschnittlich 2,74 Punkte. Zusätzlich führte die Behandlung im Vergleich zum Placebo zu einer 5,28 Punkte stärkeren Reduzierung der Schmerzen auf einer visuellen Analogskala von 0 bis 10. Cannabis wurde im Allgemeinen gut vertragen und hatte nur geringe negative Auswirkungen auf Aufmerksamkeit und Konzentration.

10.1.5 Das therapeutische Potenzial bei anderen Erkrankungen

Es wurde nur eine geringe Zahl kontrollierter Studien bei anderen Indikationen durchgeführt (◘ Tab. 10.1), darunter Tremor, Harnblasendysfunktion bei multipler Sklerose, Querschnittslähmung, Tourette-Syndrom, Glaukom, Dystonie, Reizdarm, Morbus Crohn, COPD (chronisch-obstruktive Lungenerkrankung) und Morbus Parkinson.

Tourette-Syndrom

Zwei kontrollierte Studien mit insgesamt 36 Tourette-Patienten wurden an der Medizinischen Hochschule Hannover durchgeführt. Die zweite Studie war eine 6-wöchige Studie mit 24 Patienten, die die positiven Ergebnisse einer kleineren Untersuchung mit THC bestätigte. Die Dosis begann bei 2,5 mg oralem THC täglich und wurde alle 4 Tage um 2,5 mg bis zur Zieldosis von 10 mg gesteigert. Die Schwere der Tics nahm nach verschiedenen etablierten Skalen unter THC signifikant ab. Die gleiche Arbeitsgruppe hat 2016 die finanzielle Unterstützung der DFG (Deutsche Forschungsgemeinschaft) für die Durchführung einer Multicenterstudie mit 96 Patienten, die Sativex® oder ein Placebo einnehmen sollen, erhalten.

Querschnittslähmung

In dieser Indikation wurden 3 kontrollierte Studien mit 10 Patienten durchgeführt. Eine dieser Studien wurde als eine konsekutive Serie doppelblinder, placebokontrollierter, Cross-Over-Einzelfallstudien an verschiedenen Krankenhäusern in Oxford (Großbritannien) durchgeführt. Die Autoren verglichen die Wirkungen eines THC-reichen Cannabisextrakts mit einem cannabidiolreichen Extrakt und einem Extrakt mit einem Verhältnis von CBD (Cannabidiol) und THC von 1 zu 1 (Sativex®). Von den 24 Teilnehmern litten 4 an einer Querschnittslähmung, 18 an multipler Sklerose, einer an einer Armplexusschädigung und einer an einer Extremitätenamputation mit verschiedenen therapieresistenten Symptomen, vor allem Schmerzen, Krämpfe und Spastik. Diese wurden durch die verschiedenen Extrakte in einem unterschiedlichen Maße beeinflusst.

Morbus Crohn

Es wurde eine kontrollierte Studie mit 21 Patienten an der Universität von Tel Aviv (Israel) durchgeführt. Sie zeigte eine Verbesserung der Krankheitsaktivität von Patienten mit Morbus Crohn nach der Inhalation von Cannabis. Die Teilnehmer der Studie hatten nicht auf konventionelle Therapieverfahren, darunter Steroide, Immunsuppressiva und TNF-α-Hemmer, reagiert. Sie erhielten für einen Zeitraum von 8 Wochen entweder 2-mal täglich Cannabis- oder Placebozigaretten. Eine komplette Remission wurde bei 5 der 8 Patienten in der Cannabisgruppe und nur bei einem in der Placebogruppe beobachtet.

Reizdarm

Es wurden fünf kontrollierte Studien mit 215 Patienten durchgeführt, darunter eine an einem gastroenterologischen Forschungszentrum in Rochester (USA), in der die Wirkungen von THC auf die Kolonmotilität und -empfindlichkeit bei 75 Patienten mit Reizdarm untersucht wurden. Eine einzelne Dosis von 5 mg oralem THC reduzierte im Vergleich zum Placebo die Motilität des Dickdarms während einer Nüchternphase. Die THC-Wirkungen waren am stärksten bei Patienten mit Reizdarm und Diarrhö und bei solchen mit Wechsel zwischen Diarrhö und Obstipation.

Glaukom

Es gibt bisher drei kontrollierte Studien mit insgesamt 32 Patienten, in denen die Wirkungen von Cannabinoiden bei der Behandlung des Glaukoms untersucht wurden. In allen Studien wurden nützliche Wirkungen mit einer Reduzierung des intraokulären Drucks beobachtet.

Anekdotische Berichte und offene Studien

Bei einer großen Anzahl weiterer Indikationen wie etwa Depressionen, ADHS, Singultus und posttraumatische Belastungsstörung wurden nur kleine, unkontrollierte Studien oder Fallberichte publiziert. Drei sollen hier beispielhaft vorgestellt werden.

Trichotillomanie

An der Klinik für Psychiatrie der Universität von Minnesota in Minneapolis (USA) wurde eine offene klinische Studie mit 14 Frauen durchgeführt, die an einer Trichotillomanie (= Impulskontrollstörung bei der sich Patienten die Haare ausreißen) litten. Die Behandlung mit täglich 2,5–15 mg über einen Zeitraum von 12 Wochen führte zu einer signifikanten Reduzierung der Symptomatik nach einer Standardskala im Vergleich zur Ausgangssituation. Neun Teilnehmerinnen (64,3 %) sprachen auf die Behandlung mit einer Symptomreduzierung um mehr als 35 % an.

Zwangsstörungen

Auch Ärzte der Charité berichteten von zwei Patienten mit Zwangsstörungen, die erfolgreich mit THC behandelt wurden. Beide Patienten, eine 38-jährige Frau und ein 36-jähriger Mann, erwiesen sich unter mehrwöchigen stationären Bedingungen refraktär gegen eine konventionelle Behandlung mit Neuroleptika und Antidepressiva. Nachdem die erste Patientin ihre Ärzte darüber informiert hatte, dass das Rauchen von Cannabis ihre Symptome linderte, wurden 3-mal täglich 10 mg orales THC zu ihrer bisherigen Medikation mit Clomipramin hinzugefügt, was innerhalb von 10 Tagen zu einer signifikanten Abnahme der Symptome führte. Der zweite Patient erhielt ebenfalls zusätzlich zu seiner bisherigen Medikation THC, das langsam auf eine Dosis von 2-mal 10 mg täglich gesteigert wurde. Innerhalb von 2 Wochen trat eine deutliche Reduktion der Symptome auf.

ADHS

Am Institut für Rechtsmedizin und Verkehrsmedizin der Kliniken der Universität Heidelberg wurde die psychomotorische Leistungsfähigkeit eines 28-jährigen Mannes mit ADHS (Aufmerksamkeitsdefizit-/Hyperaktivitätsstörung) sowohl unbehandelt als auch unter dem Einfluss von Cannabis untersucht. Unbehandelt war er unkonzentriert und wies ein unangemessenes und unangepasstes Verhalten auf. Unter dem Einfluss von Cannabis mit einem hohen Blutplasmaspiegel von 70 ng/mg THC verhielt er sich dagegen unauffällig. Unter dem Einfluss von THC ergaben Tests ausreichende und zum Teil überdurchschnittliche Ergebnisse bei der fahrrelevanten Leistung.

10.1.6 Einsatz von Cannabidiol (CBD)

Eva Milz

Cannabidiol (CBD) ist das häufigste Cannabinoid im Faserhanf und nach Δ^9-THC das zweithäufigste in den meisten derzeit verfügbaren Cannabisblütensorten. Der pharmakologische Wirkmechanismus von CBD konnte noch nicht vollständig entschlüsselt werden. Es verursacht keine cannabistypischen rauschhaften Wirkungen und unterliegt nicht dem Betäubungsmittelgesetz. Cannabidiol in seiner reinen Form ist seit Oktober 2016 ein verschreibungspflichtiges Arzneimittel. Cannabidiol-haltige Extrakte mit einem Δ^9-THC-Gehalt von unter 0,2 % und ohne Gesundheitsclaim gelten als Nahrungsergänzungsmittel und sind bislang vornehmlich in Cannabis-spezifischen Geschäften und im Internethandel erhältlich.

Cannabidiol wirkt anxiolytisch, muskelrelaxierend, antikonvulsiv, antipsychotisch, antientzündlich und es wirkt gegen die Rauschwirkung von Δ^9-THC. Am besten belegt ist die Wirksamkeit bei Epilepsie sowie in Kombination mit Δ^9-THC bei Multipler Sklerose. Genetisch bedingte, schwere Formen der Epilepsie, wie das Dravet-Syndrom und das Lennox-Gastaut-Syndrom, lassen sich mit Cannabidiol therapeutisch beeinflussen, was bald in eine Zulassung durch die FDA münden könnte. Forschungsgebiete, in denen es bereits vielversprechende Wirkhinweise gibt, sind Angststörungen/PTBS, chronisch entzündliche Erkrankungen, Reduktion von Appetit und Übergewicht, Diabetes, Bewegungsstörungen, Abhängigkeitserkrankungen, Graft-versus-Host-Disease, Neuro- und Organoprotektion sowie die Verbesserung der Knochen und Hautstruktur.

Die Erfahrungen mit Cannabidiol als Reinsubstanz bleiben in ihrer Wirksamkeit gemäß den Patientenberichten hinter den von Voll- oder Rohextrakten mit einem geringen Δ^9-THC-Anteil (in einem Verhältnis von 20:1) zurück. Dies kann auf den Entourage-Effekt zurückgeführt werden, eine wechselseitige Wirkbeeinflussung aller Cannabis-Inhaltsstoffe. Neuere klinische Untersuchungen berücksichtigen die Unterschiede in der Wirksamkeit zwischen dem isolierten Wirkstoff und dem Cannabidiol in Cannabisvollextrakten bereits mittels zusätzlicher Studienarme.

Cannabidiol wird auf ärztliche Verschreibung als 5, 10 und 20%ige ölige Lösung oder in Kapselform z. B. in 25 oder 50 mg Dosierungen angefertigt. Neben dieser Form des reinen Cannabidiols, welches der Verschreibungspflicht unterliegt, werden zukünftig CBD-Produkte in verschiedenen Varianten (z. B. Öle, Salben, Suppositorien, Kaugummis) erhältlich sein.

Die Wirksamkeit der oralen Dosen bei einer Behandlung mit CBD ist sehr unterschiedlich. Da es keine verbindlichen Dosierungsschemata gibt, die Anwendung aber sehr verträglich ist, kann Cannabidiol großzügig und vom Patienten frei bestimmt eingenommen werden. Patienten, die unter Angst- und Schlafstörungen, chronisch-entzündlichen Erkrankungen oder muskulären Verspannungen leiden, berichten von einer guten Besserung bereits in einer Dosierung von 10 bis 30 Tropfen einer 5%igen Lösung, entsprechend etwa 15 bis 40 mg 1- bis 2-mal am Tag. Für die Behandlung von entzündlichen Erkrankungen werden meist Dosen oberhalb von 50 mg erforderlich, in Schizophreniebehandlung wurde eine Dosierung von 800 mg täglich gewählt. Auch in der Behandlung von Craving-Zuständen können hohe Tagesdosen von über 500 mg sinnvoll sein. Die maximale Dosierung richtet sich maßgeblich nach dem Auftreten von unerwünschten Wirkungen wie Müdigkeit, Antriebslosigkeit und muskuläre Schwäche. Durch Verlegen des Einnahmezeitpunkts auf den Abend kann diesen Folgen gut begegnet werden, falls hohe Tagesdosen erforderlich sind.

Auf dem „Schwarzmarkt" erhältliche Cannabisblüten werden auf einen hohen Δ^9-THC-Gehalt hin gezüchtet. Ein hoher CBD-Gehalt führt meist zu einer deutlich schwächeren Rauschwirkung, weswegen diese Sorten von Freizeitkonsumenten fälschlicherweise als „medizinisches Marihuana" bezeichnet werden. Die Gesetzesänderung betrifft die Behandlung mit Cannabidiol in hohem Maße, da hierdurch Patienten erstmalig die Möglichkeit bekommen, Cannabisblüten und -extrakte mit einem hohen CBD-Gehalt einnehmen zu können, ohne auf Terpene und einen synergistisch wirkenden Δ^9-THC-Anteil verzichten zu müssen. Nicht zuletzt ist hierdurch auch die Forschungstätigkeit bezüglich des Potenzials von CBD-reichen Sorten erleichtert.

10.2 Endocannabinoidsystem

Franjo Grotenhermen

Das Endocannabinoidsystem mit seinen endogenen Cannabinoiden, Cannabinoid- und anderen Rezeptoren sowie Proteinen, die für die Biosynthese und den Abbau von Endocannabinoiden wie **Anandamid** (N-Arachidonoylethanolamid) und 2-AG (**2-Arachidonoylglycerol**) verantwortlich sind, übt im zentralen Nervensystem und in vielen anderen Organen wichtige biologische Funktionen aus. Heute sind etwa 200 endocannabinoidähnliche Substanzen bekannt. Störungen der normalen Funktionsweise dieses Neurotransmittersystems können zu Beeinträchtigungen von Organfunktionen führen wie bspw. Störungen der Hirnleistungsfähigkeit, von Reproduktions-, Immun- und gastrointestinalen Funktionen.

10.2.1 Cannabinoidrezeptoren

Ursprünglich war man davon ausgegangen, dass THC über nicht spezifische Mechanismen auf Zellmembranen wirkt, indem es bspw. wie Alkohol ihre Fluidität und Permeabilität verändert. Mitte der 80er Jahre änderte sich diese Sichtweise, da es vermehrt Hinweise auf eine hohe Stereospezifität der Wirkungen synthetischer Cannabinoide gab. Schließlich konnte eine Arbeitsgruppe 1987 nachweisen, dass es in der Tat spezifische Bindungsstellen im Gehirn für THC geben muss. Ihre Verteilung im Gehirn stimmte mit den pharmakologischen Eigenschaften von THC und synthetischen Cannabinoiden, die psychische Wirkungen verursachen, überein. Im Jahr 1990 gelang es schließlich, die chemische **Struktur** des ersten Cannabinoidrezeptors zu entschlüsseln. Es handelt sich um einen Zellmembranrezeptor aus der Gruppe der G-Protein-gekoppelten Rezeptoren (GPCR), auch metabotrope Rezeptoren genannt, der die intrazelluläre Adenylatcyclase-Aktivität hemmt. GPCR stellen mit mehr als 1.000 Mitgliedern die größte Proteinfamilie dar. 3 Jahre später wurde ein zweiter Cannabinoidrezeptor in der Milz nachgewiesen (CB_2-Rezeptor). Wie alle GPCR besitzen CB-Rezeptoren sieben transmembrane Domänen, Bereiche mit stabiler Faltungsstruktur.

Zunächst bestand die Annahme, dass der **CB_1-Rezeptor** nur im zentralen Nervensystem zu finden sei, sodass er als Gehirn-Cannabinoidrezeptor betrachtet wurde. Er zählt zu den häufigsten GPC-Rezeptoren im Gehirn, kommt jedoch in vielen weiteren Organen und Geweben vor (endokrine Drüsen, Speicheldrüsen, Leukozyten, Milz, Herz, Respirationstrakt, Haut, Knochen, Reproduktionsorgane, ableitende Harnwege, Magendarmtrakt), wenn auch seine Konzentration in einigen dieser Organe relativ niedrig ist. Die höchsten Konzentrationen finden sich u. a. in den Basalganglien des Gehirns, die eine Rolle bei der Koordination von Bewegungen spielen, und im Hippocampus, der wichtig für die Umwandlung kurzzeitiger Informationen in langzeitige Gedächtnisinhalte und für die räumliche Orientierung ist.

Niedrig ist dagegen die Konzentration von CB_1-Rezeptoren im Hirnstamm, das unter anderem für die Kontrolle elementarer Lebensfunktionen, wie Atmung und Kreislauf, verantwortlich ist. Man geht davon aus, dass es bei Gesunden keine Todesfälle durch eine Überdosis Cannabis oder THC gibt, weil die Funktionen des Hirnstamms selbst durch eine extreme Überdosierung nicht erheblich beeinträchtigt werden können.

Die menschlichen CB_1- und CB_2-Rezeptoren besitzen eine Aminosäurenübereinstimmung von 44 %. Der CB_2-Rezeptor findet sich auf Immunzellen, vor allem T-Lymphozyten, Makrophagen, B-Lymphozyten und blutbildenden Zellen und im Gehirn vor allem auf Mikroglia-Zellen.

10.2.2 Endocannabinoide

Die Entdeckung von Cannabinoidrezeptoren legte nahe, dass es körpereigene Substanzen gibt, die an diese Rezeptoren binden. Das erste, im Jahr 1992 nachgewiesene endogene Cannabinoid Anandamid bzw. N-Arachidonoylethanolamid (AEA) ist ein Amid der Arachidonsäure, das zweite, im Jahr 1995 entdeckte Endocannabinoid 2-Arachidonoylglycerol (2-AG) ist ein Ester aus Arachidonsäure und Glycerol.

Bildung

Im Gegensatz zu den meisten Neurotransmittern werden Endocannabinoide nicht von der präsynaptischen Nervenzelle produziert, die ein Signal an eine andere Nervenzelle weitergibt, sondern von der postsynaptischen Nervenzelle, die das Signal empfängt. Endocannabinoide werden permanent produziert, das Endocannabinoidsystem ist „tonisch aktiv". Vor allem wenn das Signal zwischen den zwei beteiligten Nervenzellen stark, also die Konzentration anderer Neurotransmitter groß ist, werden verstärkt Endocannabinoide in der postsynaptischen Nervenzelle gebildet und in den synaptischen Spalt abgegeben, was über die Aktivierung von Cannabinoid-Rezeptoren auf der präsynaptischen Nervenzelle diese übermäßige Neurotransmitter-Aktivität reduziert. Man spricht daher von retrograder Hemmung. Endocannabinoide werden im Gegensatz zu anderen Neurotransmittern nicht in Vesikeln der Nervenzellen gespeichert und bei Bedarf abgegeben, sondern auf Abruf aus Lipid-Vorstufen in den Membranen produziert.

Bindungsstellen

Verschiedene Endocannabinoide können nicht nur an Cannabinoid-Rezeptoren binden, sondern auch an den GPR55-Rezeptor (G-Protein-gekoppelter Rezeptor 55) und weitere „orphane" Rezeptoren (GPR119, GPR18) und an den Vanilloid-Rezeptor Typ 1, auch TrpV1 genannt. Andere Bindungsstellen für Endocannabinoide wie der PPAR-Gamma (Peroxisom-Proliferator-aktivierter Rezeptor-Gamma), befinden sich im Zellkern. Die Bezeichnung von Anandamid, das auch an den TrpV1 bindet, als „Endocannabinoid" ist daher nur ein Teil der physiologischen Realität. Man könnte das Molekül auch als „Endovanilloid" bezeichnen.

10.2.3 Synthese und Abbau der Endocannabinoide

Anandamid (AEA) wird vor allem durch die aufeinanderfolgende Aktivität der N-Acyltransferase (NAT) und N-Acylphosphatidylethanalamin-spezifische Phospholipase D (NAPE-PLD) aus in den Membranen befindlichen Phospholipid-Vorstufen gebildet. Dagegen wird die Synthese von 2-AG (2-Arachidonoylglycerol) durch Diacylglycerol-Lipase (DAGL) katalysiert. Im Gegensatz zu exogen aufgenommenen Cannabinoiden werden die durch Endocannabinoide vermittelten Wirkungen schnell durch deren, vor allem hydrolytischen, Abbau beendet.

Das wichtigste Protein für die Hydrolyse von Anandamid ist die Fettsäureamidhydrolase (FAAH) und für die Hydrolyse von 2-AG Monoacylglycerollipase (MAGL), aber in geringerem Umfang auch FAAH. Alternativ zur Hydrolyse können AEA und 2-AG auch oxidiert werden, durch Cyclooxygenase-2 (COX-2), bestimmte Lipoxygenasen (LOX) oder Cytochrom P450 (CYP). Der Tonus des Endocannabinoidsystems kann durch FAAH- bzw. MAGL-Hemmer gesteigert werden, was von therapeutischem Nutzen sein könnte.

10.2.4 Die Funktion des Endocannabinoidsystems

Die Hauptfunktion des Endocannabinoidsystems besteht in der Hemmung der Freisetzung anderer Neurotransmitter (◘ Tab. 10.2). Bei Erkrankungen kann eine spezifische Beeinflussung dieses Signalsystems, bspw. durch eine Hemmung des Abbaus von Endocannabinoiden oder die Zufuhr pflanzlicher Cannabinoide, die an Cannabinoidrezeptoren binden oder die Konzentration von Endocannabinoiden beeinflussen, von Nutzen sein.

ZNS

Das Endocannabinoidsystem spielt im Gehirn eine Rolle bei Angst und Depressionen, bei der Neubildung von Nervenzellen (Neurogenese), es wirkt auf das Belohnungssystem des Gehirns und hat damit einen Einfluss auf die substanzbezogene und nicht substanzgebundene Abhängigkeitsentwicklung. Das Endocannabinoidsystems beeinflusst unsere kognitive Leis-

Tab. 10.2 Neurotransmitterfunktionen unter Kontrolle des Endocannabinoidsystems. Modifiziert nach Baker et al. 2003

Neurotransmitter	Entsprechende Störung
Erregende Aminosäuren	
Glutamat	Epilepsie, Nervenzelltod bei Ischämie und Hypoxie (Schlaganfall, Schädel-Hirn-Trauma, Schädigung durch Nervengas)
Hemmende Aminosäuren	
GABA (Gamma-Amino-Buttersäure)	Störungen der Funktion des Rückenmarks, Epilepsie
Glycin	Hyperekplexie und andere Syndrome mit erhöhter Schreckhaftigkeit
Monoamine	
Noradrenalin	Autonome Homöostase, Hormone, Depressionen
Serotonin	Depressionen, Angst, Migräne, Erbrechen
Dopamin	Morbus Parkinson, Schizophrenie, Erbrechen, Epiphysenhormone, Drogenabhängigkeit
Acetylcholin	Neuromuskuläre Störungen, autonome Homöostase (Herzfrequenz, Blutdruck), Demenz, Parkinsonismus, Epilepsie, Schlaf-Wach-Rhythmus
Neuropeptide (Endorphine, Enkephaline)	Schmerzen, Bewegung, neurale Entwicklung, Angst

tungsfähigkeit, die Lernfähigkeit und das Gedächtnis. In diesem Zusammenhang wird die Auslöschung (Extinktion) unangenehmer Erfahrungen durch das Endocannabinoidsystems bei der Therapie der posttraumatischen Belastungsstörung genutzt. Die Wirkungen von Endocannabinoiden im Gehirn werden vor allem über CB_1-Rezeptoren vermittelt, in geringerem Maße auch über CB_2-Rezeptoren.

Eine der wichtigsten Funktionen des Endocannabinoidsystems im Gehirn ist die Regulation eines Systems, das der Stressbewältigung dient.

Interessanterweise könnte der Gedächtnisverlust im Alter durch die Aktivierung des Endocannabinoidsystems verringert werden. So zeigten Mäuse, die keine CB_1-Rezeptoren besitzen, beschleunigte altersabhängige Defizite der geistigen Leistungsfähigkeit. Sie verloren zudem wichtige Nervenzellen im Hippocampus, was von einer Entzündung der Neuronen begleitet war. Diese Befunde legen nahe, dass Agonisten von CB_1-Rezeptoren im Hippocampus vor einer altersbedingten Abnahme der kognitiven Leistungsfähigkeit schützen könnten.

Magen und Darm

Nahezu alle gastrointestinalen Funktionen werden durch Endocannabinoide reguliert, und das Endocannabinoidsystem ist entscheidend für die Kontrolle metabolischer Funktionen durch das zentrale Nervensystem. Auf Nervenzellen, Zellen der Schleimhaut, der Enterozyten, der Drüsenzellen und der Immunzellen des Magen-Darm-Trakts finden sich reichlich Cannabinoid-Rezeptoren.

Immunsystem

Endocannabinoide sind an der Kommunikation zwischen verschiedenen Immunzellen wie B- und T-Lymphozyten beteiligt. Sie beeinflussen die Produktion von Zytokinen, Chemokinen und anderen Botenstoffen im Immunsystem. Zellen des Immunsystems exprimieren vor allem CB_2-Rezeptoren und weniger CB_1-Rezeptoren. Ihre Aktivierung hemmt die Wanderung von Immunzellen und die Freisetzung proinflammatorischer Zytokine wie TNF-α (Tumor-Nekrose-Faktor-Alpha) und IFN-Gamma (Interferon-Gamma).

10.3 Welche Patienten profitieren

Franjo Grotenhermen

Grundsätzlich sind alle Patienten geeignet, bei denen sich Arzt und Patient einen Behandlungserfolg versprechen oder erhoffen. Es gibt zum einen Patienten, die aufgrund von Zufall, eigenen Recherchen oder Hinweisen aus dem Umfeld oder von anderen Patienten auf das Thema aufmerksam gemacht wurden und bspw. bei einem Besuch in den Niederlanden bereits positive

Erfahrungen gemacht haben. Und es gibt zum anderen Patienten, die auf Standardverfahren nicht ausreichend ansprechen oder mit ausgeprägten Nebenwirkungen reagieren, sodass ein Therapieversuch mit cannabisbasierten Medikamenten sinnvoll erscheint, ohne dass bekannt ist, ob Cannabis bzw. Cannabinoide vertragen werden oder im konkreten Fall therapeutisch wirksam sind.

Patienten aus allen Lebensabschnitten können mit cannabisbasierten Medikamenten behandelt werden, vom Kleinkind bis zu hochbetagten Personen. In vielen deutschen Universitätskinderkliniken werden solche Medikamente bspw. bei schwerstmehrfach behinderten Patienten oder in der Onkologie eingesetzt.

Die Wirksamkeit von Cannabisblüten bzw. cannabisbasierten Medikamenten bei verschiedenen Erkrankungen wird sowohl überschätzt als auch unterschätzt. Dies kann sich in der Erwartungshaltung geeigneter Patienten aber auch in der Bereitschaft von Ärzten, entsprechende Präparate einzusetzen, widerspiegeln.

10.4 Differenzierung des Einsatzes verschiedener Sorten von Cannabisblüten

Franjo Grotenhermen

Diese Informationen sollen Ihnen helfen, die richtige Sorte für Ihre Erkrankung und Ihre Beschwerden auszuwählen. Es gibt keine Sorten, die für eine bestimmte Erkrankung am besten sind, denn die Ansprechbarkeit variiert stark. So gibt es beispielsweise chronische Schmerzen, bei denen fast nur das THC wirksam ist, während bei anderen Patienten auch ein hoher CBD-Anteil hilft, weil CBD entzündungshemmend wirkt. Bei einer ADHS (Aufmerksamkeitsdefizit-/Hyperaktivitätsstörung) profitieren einige Patienten von THC-reichen Sorten, während andere auch sehr gut von den angstlösenden Wirkungen des CBD profitieren. Cannabissorten mit einem hohen sativa-Anteil wirken eher belebend, während solche mit hohen indica-Anteilen eher sedierend wirken. Auch das kann für die Wahl der geeigneten Sorte von Bedeutung sein. Häufig muss man eine Weile mit verschiedenen Sorten experimentieren, um schließlich die individuell beste Sorte für sich zu finden. Manchmal ist es auch eine Kombination aus einer bestimmten Sorte, die tagsüber eingenommen wird, und einer anderen, die zur Nacht verwendet wird.

Es ist empfehlenswert zu Beginn eine Sorte mit einem mittleren THC-Gehalt zu verordnen. Später können dann auch andere Sorten ausprobiert werden, um den therapeutischen Effekt und die individuelle Verträglichkeit weiter zu optimieren. Wenn die erhoffte therapeutische Wirkung in das Wirkspektrum von CBD fällt, kann mit einer Sorte mit hohen CBD-Gehalten begonnen werden.

10.5 Differenzierung des Einsatzes von Blüten und isolierten Zubereitungen

Eva Milz

Vor dem Gesetz zu Cannabis als Medizin war es nur möglich, Δ^9-THC-Zubereitungen in Form von Dronabinol als ölige Lösung oder in Kapselform sowie das Fertigarzneimittel Sativex® (Nabiximols) auf einem Betäubungsmittelrezept zu verordnen. Der Einsatz dieser isolierten, (teil-)synthetischen Form unterscheidet sich hinsichtlich der Verträglichkeit und Wirkung zum Teil erheblich im Vergleich zu dem von Cannabisblüten oder -extrakten. Ein wichtiger Aspekt ist hier das Fehlen zahlreicher weiterer Cannabinoide (insbesondere Cannabidiol) und Terpene, die zu einem Abmildern der Nebenwirkungen und einer postulierten, noch zu belegenden Steuerung der Wirksamkeit beitragen.

Ein Vorteil der Zubereitungen ergibt sich derzeit noch daraus, dass der Δ^9-THC-Gehalt mittels einer 2,5%igen oder bei Kindern mit einer 1%igen öligen Lösung gut titriert werden kann. Es empfiehlt sich eine sehr langsame Aufdosierung, da es nach einer Dosissteigerung initial zu Tachykardie, Schwindel und vegetativer Aktivierung kommen kann, die als sehr unangenehm wahrgenommen werden. Die optimale Dosis ergibt sich aus der Bilanzierung erwünschter Wirkungen und unerwünschter Nebeneffekten (wie auch der Rausch) und der Umrechnung der erforderlichen Tropfenanzahl in die Δ^9-THC-Dosis. Leider zeigt sich in der Praxis häufig, dass die Monopräparate bei vielen Patienten aufgrund der schlechteren Verträglichkeit nicht ausreichend hoch dosiert werden können. Ein deutlicher Nachteil ergibt sich derzeit auch daraus, dass Δ^9-THC-Zubereitungen sehr kostenintensiv sind.

Ein Nichtansprechen auf isolierte Δ^9-THC-Präparate lässt nicht darauf schließen, dass Cannabinoidmedikamente keine geeignete Behandlungsoption darstellen. Bereits eine frühe tierexperimentelle Untersuchung wies auf die synergistische Wirkung der Cannabinoide und Terpene in Vollextrakten hin. Während inhaliertes und oral aufgenommenes Δ^9-THC aus Cannabisextrakt um den Östrogenrezeptor von Mäusen konkurrierte, konnte dies für den Reinstoff nicht nachgewiesen werden. Ein Beispiel für die Bedeutung der Terpene zeigte sich kürzlich auch am Beispiel der Malariabehandlung mit Artemisinin, bei dem der Vollextrakt der Pflanze Artemisia annua (Einjähriger Beifuß) effektiver ist als der einzelne Wirkstoff. Patienten berichten in der Tat von unterschiedlichen Wirkungen der in Deutschland verfügbaren Cannabissorten, die nicht auf den Gehalt von THC oder CBD zurückgeführt werden können. Systematische klinische Untersuchungen fehlen jedoch bisher. Zu beachten ist dabei aber auch, dass es auch antagonistische Wirkungen der beiden Cannabinoide gibt: so hemmt etwa CBD eine Reihe von THC-Wirkungen.

Die gezielte Isolierung der Cannabis-Wirkstoffe und deren Analyse hinsichtlich möglicher Wirkungen und Nebenwirkungen stellt ein medizinisches und pharmakologisches Grundbedürfnis dar. Dies birgt in der Phytomedizin die Gefahr der Reduktion um wichtige zusätzliche Wirkmechanismen, die für Cannabis als „Entourage-Effekt" bezeichnet werden. Wegen der unterschiedlichen Wirkweise der verschiedenen Cannabisblütensorten wird es in Zukunft unerlässlich sein, diese standardisiert und in allen Applikationsformen – somit auch als Vollextrakte – bereitzustellen, um das gesamte Spektrum in klinischen Studien untersuchen zu können.

10.6 Compliance und Adhärenz der Patienten

Eva Milz

Erfahrungsgemäß sind die Mitarbeit und das Befolgen der Einnahmeanweisungen bei Patienten, die mit Cannabinoiden behandelt werden, als sehr gut einzustufen. Die Betroffenen sind dankbar, dass ihre Frage nach einer Behandlung mit Cannabis ernst genommen wird. Viele Patienten sind bereits über wichtige Sachverhalte aufgeklärt und freuen sich über entgegengebrachtes Interesse und professionelle Erklärungen. Wenngleich einige Patienten bis dato viel Erfahrung in der Selbsttherapie haben, so fehlt ihnen doch die Kenntnis der Behandlungsgrundlagen.

Patienten, die keine Erfahrung mit Cannabisprodukten haben und die Wirkung von THC nicht kennen, sollten eine sehr vorsichtige Eindosierung wählen. So lassen sich die initialen Wirkungen wie Tachykardie und leichte Benommenheit reduzieren. Anhand der rückgemeldeten Wirksamkeit und der unerwünschte Wirkungen – die sich meist auf den Rausch und die Sedierung beziehen – kann der Wechsel des Einnahmezeitpunkts oder der Sorte zugunsten eines verträglicheren und geeigneteren Profils empfohlen werden.

10.7 Nebenwirkungen und Kontraindikationen

Franjo Grotenhermen

THC-reiche Cannabisextrakte oder THC-dominante Cannabisblüten und einzelne Cannabinoidrezeptor-Agonisten (THC/Dronabinol, Nabilon) zeigen ein ähnliches Nebenwirkungsspektrum, das vor allem durch die Aktivierung von CB_1-Rezeptoren vermittelt ist.

Oberhalb einer individuellen Schwelle treten psychotrope Wirkungen auf. Diese werden im Allgemeinen als angenehm und entspannend wahrgenommen. Allerdings kann das Gefühl von gesteigertem Wohlbefinden in Dysphorie und Angst und sogar Panik umschlagen. Weitere psychoaktive Wirkungen sind eine Beeinträchtigung des Gedächtnisses, eine Reduzierung der psychomotorischen und kognitiven Leistungsfähigkeit sowie eine gestörte Wahrnehmung der Zeit. Häufige körperliche Nebenwirkungen sind Müdigkeit, Schwindelgefühl, Tachykardie, orthostatische Dysregulation, Blutdruckabfall, trockener Mund, reduzierte Tränenbildung, Muskelentspannung und verstärkter Appetit.

Die kardiovaskulären Wirkungen können das Risiko für Myokardinfarkte bei prädisponierten Personen erhöhen. Es entwickelt sich über einen Zeitraum von Tagen, Wochen und Monaten eine Toleranz gegenüber vieler dieser unerwünschten Wirkungen, besonders Müdigkeit, Schwindel, kardiovaskuläre und psychische Wirkungen. Im therapeutischen Kontext mit moderaten Dosen stellen Entzugssymptome im Allgemeinen kein großes Problem dar.

Cannabiskonsum kann bei genetisch vorbelasteten und gefährdeten Personen eine schizophrene Psychose induzieren. Die gegenwärtige Datenlage legt nahe, dass Cannabis das Risiko für eine Schizophrenie bei Heranwachsenden verdoppeln könnte.

Kontraindikationen und Vorsichtsmaßnahmen

Kontraindikationen bestehen bei:

- Überempfindlichkeit gegenüber einzelnen Bestandteilen der Präparate,
- schweren Persönlichkeitsstörungen und psychotischen Erkrankungen.

Strenge Indikationsstellung besteht bei:

- Schwangerschaft und stillenden Mütter wegen möglicher Entwicklungsstörungen des Kindes,
- Kindern und Jugendlichen (vor der Pubertät): Sativex® wird vom Hersteller zur Anwendung bei Kindern oder Jugendlichen unter 18 Jahren nicht empfohlen, da nicht ausreichend Daten zur Sicherheit und zur Wirksamkeit vorliegen,
- älteren Menschen, da eine größere Anfälligkeit für zentralnervöse und kardiovaskuläre Nebenwirkungen besteht,
- schweren Herz-Kreislauferkrankungen,
- Suchterkrankungen.

10.7.1 Psychosen und Schizophrenie

Es besteht aufgrund der Rolle des Endocannabinoidsystems bei dopaminergen Wirkungen eine gewisse Plausibilität, dass exogene Liganden des CB_1-Rezeptors eine kausale Rolle bei der Entwicklung einer Psychose spielen könnten.

Hinweise aus einer Anzahl von Langzeitstudien, die in den vergangenen 15 Jahren publiziert wurden, nach denen Cannabiskonsum mit einem erhöhten Risiko für eine Schizophrenie-Diagnose oder Symptomen einer Psychose assoziiert ist, müssen ernst genommen werden. So wurde bspw. in der so genannten Christchurch Health and Development Study mit 1011 Neuseeländern aus der Stadt Christchurch eine Assoziation zwischen einer Cannabisabhängigkeit und dem Vorkommen psychotischer Symptome im Alter von 18 und 21 Jahren untersucht. Die Teilnehmer wurden von der Geburt bis ins Erwachsenenalter begleitet, was eine Kontrolle für frühere psychotische Symptome sowie eine Klärung der zeitlichen Abfolge des Drogenkonsums und möglicher Symptome erlaubte. Personen, die im Alter von 21 Jahren das diagnostische Kriterium für eine Cannabisabhängigkeit aufwiesen, hatten ein 2,3-fach erhöhtes Risiko für psychotische Störungen wie Nichtkonsumenten. Nach Berücksichtigung früherer psychotischer Symptome und einer Anzahl weiterer Einflussfaktoren blieb der Zusammenhang weiterhin signifikant, mit einem relativen Risiko von 1,8. Eine prospektive 4-jährige Studie aus München mit einer Kohorte von 2437 jungen Menschen im Alter zwischen 14 und 24 Jahren mit und ohne Prädisposition für die Entwicklung einer Psychose bestätigte die Annahme, dass Cannabiskonsum bei prädisponierten Personen einen stärkeren Effekt auf die Entwicklung einer Psychose hat. Nach Berücksichtigung von Alter, Geschlecht, sozioökonomischem Status, Lebensmittelpunkt auf dem Land oder in der Stadt, Traumata in der Kindheit, Prädisposition für eine Psychose zu Beginn der Studie und dem Konsum anderer legaler und illegaler Drogen erhöhte Cannabiskonsum zu Beginn der Studie die kumulative Inzidenz für psychotische Symptome nach 4 Jahren um 1,67. Der Unterschied des Risikos zwischen Konsumenten und Nichtkonsumenten von Cannabis war in der „Prädispositiongruppe" signifikant größer als die Risikodifferenz in der Vergleichsgruppe. Es gab eine Dosiswirkungsbeziehung mit einer Zunahme des Risikos in Abhängigkeit von der Häufigkeit des Cannabiskonsums.

In einer Übersicht von sieben Longitudinalstudien zum Zusammenhang zwischen Cannabiskonsum und Schizophrenie berechneten Wissenschaftler, dass Personen, die jemals Cannabis konsumiert hatten, verglichen mit Personen, die niemals Cannabis verwendeten, ein um 41 % erhöhtes Risiko für die Entwicklung einer Psychose oder von psychotischen Symptomen aufwiesen. Starke Cannabiskonsumenten wiesen ein doppelt so hohes Risiko wie Nichtkonsumenten auf. Die Autoren stellten fest, dass die weiterhin bestehende Unsicherheit hinsichtlich der Frage, ob Cannabis Psychosen verursacht, wahrscheinlich nicht durch weitere Studien eindeutig geklärt werden könne. Es ist aber wahrscheinlich, dass Cannabiskonsum die Entstehung von Schizophrenien bei Personen beschleunigt, die wegen einer individuellen oder familiären Veranlagung für eine Schizophrenie besonders empfindlich sind.

MERKE Es ist allgemein akzeptiert, dass Cannabiskonsum die Inzidenz von Psychosen in Hochrisiko-Gruppen erhöht und den Verlauf einer Psychose ungünstig beeinflusst.

Allerdings wird dieses Konzept nicht durch alle vorliegenden Studien bestätigt. So war Cannabiskonsum in einer Hochrisikogruppe von 100 jungen Leuten nicht mit der Entwicklung von Psychosen assoziiert. Sie wiesen entweder unterschwellige psychotische Symptome oder eine Kombination aus psychotischen Störungen in der Verwandtschaft ersten Grades und einer Prodromalsymptomatik auf. In den folgenden 12 Monaten entwickelten 32 % eine akute psychotische Episode, was nicht mit der Intensität des Cannabiskonsums vor Beginn der Studie assoziiert war. In einer kanadischen Studie mit 147 Patienten mit schizophrenen Erkrankungen, die prospektiv 12 Monate lang begleitet wurden, gab es keinen Einfluss eines Substanzkonsums (Cannabis oder Alkohol) auf die Symptome der Schizophrenie.

Zwei Fallstudien zeigen, dass Cannabis und THC in einigen Fällen von Schizophrenie, die nicht auf übliche Medikamente ansprechen, nützlich sein kann. Die Autoren nehmen an, dass sich die Ursache der Schizophrenie bei diesen Patienten in Bezug auf ihre Gehirnphysiologie von anderen Patienten mit Schizophrenie, die auf übliche antipsychotische Medikamente ansprechen, unterscheidet. Diese Patienten könnten an einer schwachen bzw. gestörten Funktion des Endocannabinoidsystems im Gehirn leiden.

Nach einer placebokontrollierten Studie ist CBD in einer Tagesdosis von 800 mg so wirksam wie konventionelle Medikamente bei der Behandlung der Schizophrenie.

10.7.2 Toleranz, Sucht und Abhängigkeit

Menschen können eine Toleranz auf THC-Wirkungen entwickeln, darunter kardiovaskuläre Effekte und Veränderungen des autonomen Nervensystems, Reduzierung des intraokulären Drucks, Schlaf und Schlaf-EEG, psychische Wirkungen und Veränderungen des Verhaltens. In mehreren Studien wurden an 120 freiwillige Probanden über einen Zeitraum von 11–21 Tagen tägliche Dosen von 210 mg oralem THC verabreicht. Die Teilnehmer entwickelten eine Toleranz gegenüber kognitiven und psychomotorischen Beeinträchtigungen sowie dem psychologischen Hochgefühl. Nach einigen Tagen wurde eine erhöhte Herzfrequenz durch eine normale oder verlangsamte Herzfrequenz ersetzt. Es entwickelte sich auch eine Toleranz gegenüber der THC-induzierten orthostatischen Hypotension.

Klinische Langzeitstudien mit THC und Cannabis bei Patienten, die an multipler Sklerose, Spastik und Schmerzen sowie Appetitlosigkeit bei HIV/Aids litten, entwickelten innerhalb von 6–12 Monaten keine Toleranz gegenüber den medizinischen Wirkungen durch moderate THC-Dosen (im Allgemeinen täglich 5–30 mg).

So wie die Toleranz so sind auch Entzugssymptome dosisabhängig. In experimentellen Studien wurden freiwilligen Probanden vergleichsweise hohe Dosen verabreicht (80–120 mg bzw. 210 mg täglich). In einer Studie mit Probanden, die sowohl Cannabis als auch Tabak konsumierten, war die Stärke der Entzugssymptome durch das Absetzen von Cannabis allein und durch das Absetzen von Tabak allein von vergleichbarer Stärke.

In einer Studie von Haney et al. (1999) erhöhte die Abstinenz von THC die Selbsteinschätzung für „ängstlich", „depressiv" und „reizbar", und sie reduzierte die Quantität und Qualität des Schlafs sowie die Nahrungsaufnahme. In den Studien von Jones und Benowitz erlebten die meisten Teilnehmer (55–89 %) nach plötzlichem Absetzen der THC-Gaben Reizbarkeit, Unruhe, Schlaflosigkeit, Appetitlosigkeit, Übelkeit, Schwitzen, vermehrten Speichelfluss, Störung des Schlafs, eine Veränderung des Wach-EEGs, Zittern und Gewichtsverlust. Diese Entzugssymptome wurden als „mild und vorübergehend" beschrieben. Sie begannen 5–6 Stunden nach der Einnahme der letzten Dosis und verschwanden innerhalb von 4 Tagen. Schlafstörungen bestanden jedoch für einige Wochen. In einer anderen Studie begannen die Entzugssymptome nach 1–3 Tagen, hatten ihr Maximum an den Tagen 2–6 und dauerten 4–14 Tage an.

Die geplante, plötzliche Unterbrechung einer langzeitigen therapeutischen Cannabisgabe bei 25 Patienten verursachte kein konsistentes Entzugssyndrom, wenn auch 11 (46 %) Patienten mindestens ein Entzugssymptom (Schwäche, Schlafstörungen, Kälte- und Hitzegefühl, Stimmungsveränderungen, reduzierter Appetit, emotionale Labilität oder lebhafte Träume) angab.

■ **MERKE** Die Entzugssymptome sind deutlich geringer als Symptome nach dem Absetzen von Benzodiazepinen oder Opiaten.

Im therapeutischen Kontext mit moderaten THC-Dosen spielen Entzugssymptome und Abhängigkeit normalerweise keine große Rolle.

10.7.3 Kardiovaskuläre Nebenwirkungen

Cannabiskonsum ist ein unabhängiger Risikofaktor für Herzinsuffizienz und Schlaganfall, so das Ergebnis einer groß angelegten Studie, in der die Daten einer US-amerikanischen Datenbank hospitalisierter Patienten im Alter zwischen 18 und 55 Jahren ausgewertet worden waren. Medscape berichtete darüber am 10. März 2017.

In der National Inpatient Sample Database werden Daten zur Patientendemographie und Entlassungsdiagnose in mehr als 1.000 US-amerikanischen Krankenhäusern gesammelt. Für die Studie wählten Kalla und ihre Kollegen die Daten von mehr als 20 Mio. Patienten im mittleren Lebensalter zwischen 18 und 55 Jahren aus, die in den Jahren 2009 und 2010 hospitalisiert worden waren. Die große Mehrzahl der Patienten (20.499.215–98,5 %) verwendete kein Cannabis, 316.397 (1,5 %) waren Cannabiskonsumenten. Letztere waren im Durchschnitt 33,1 Jahre alt, 60 % davon waren Männer. Im Vergleich zu Patienten ohne Cannabiskonsum litten sie häufiger an einer Hypertonie (19,9 vs. 15,7 %) und an Übergewicht (7 vs. 6,5 %). Zudem rauchten sie deutlich mehr (47,2 vs. 11,4 %) und tranken häufiger Alkohol (28,1 vs. 3,8 %). Bei den Patienten mit Cannabiskonsum waren kardiovaskuläre Ereignisse signifikant häufiger als bei den Patienten ohne Cannabiskonsum (◘ Tab. 10.3).

Nach Adjustierung an Alter, Geschlecht, Vorkommen von Hypertonie, Diabetes mellitus, Hyperlipidämie, koronarer Herzkrankheit, Tabak- und Alkoholgebrauch war das Risiko der Cannabiskonsumenten für Herzinsuffizienz und zerebrovaskuläre Ereignisse weiterhin signifikant erhöht mit einer Odds-Ratio von 1,1 ($p = 0,01$) bzw. 1,26 ($p < 0,001$). Damit erwies sich der Gebrauch von Cannabis als unabhängiger Risikofaktor für diese beiden Erkrankungen.

Es ist unbekannt, ob diese Erhöhung des Risikos auf Cannabisbestandteilen oder auf toxische Verbrennungsprodukte beim Rauchen der Droge zurückzuführen ist.

Tab. 10.3 Kardiovaskuläre Ereignisse (%) bei Patienten mit und ohne Cannabiskonsum

Kardiovaskuläres Ereignis	Cannabisgebrauch (n=316.397)	Kein Cannabisgebrauch (n= 20.499.215)	p-Wert
Herzinsuffizienz	1,4	1,2	<0,01
Zerebrovaskuläres Ereignis	1,03	0,62	<0,0001
Koronare Herzkrankheit	5	4,6	<0,0001
Plötzlicher Herztod	0,21	0,17	0,02
Vorhofflimmern	1,1	1,0	0,08

10.8 Weiterführende Informationsquellen für die Apotheke

Franjo Grotenhermen, Klaus Häußermann

Das Internet bietet eine Vielzahl aktueller Informationsquellen zum therapeutischen Einsatz cannabisbasierter Medikamente, darunter die IACM (Internationale Arbeitsgemeinschaft für Cannabinoidmedikamente e. V.), das BfArM (Bundesinstitut für Arzneimittel und Medizinprodukte), die Hersteller und Vermarkter von entsprechenden Medikamenten sowie Importeure von Cannabisblüten.

10.8.1 IACM

Auf der Internetseite der IACM können kostenlos zwei Newsletter abonniert werden, die in zweiwöchigen Abständen erscheinen. Die IACM-Informationen berichten über neueste wissenschaftliche Erkenntnisse und internationale Entwicklungen. Die ACM-Mitteilungen befassen sich mit Neuigkeiten im deutschen Sprachraum. Datenbanken und Suchfunktionen erlauben die Suche nach spezifischen Themen.

IACM
(Internationale Arbeitsgemeinschaft für Cannabinoidmedikamente e. V.)
Am Mildenweg 6
59602 Rüthen
Telefon: 02952–9708572
E-Mail: info@cannabis-med.org
Webseite: www.cannabis-med.org

10.8.2 BfArM

Das BfArM (Bundesinstitut für Arzneimittel und Medizinprodukte) bietet ebenfalls eine Suchfunktion und einen monatlichen Newsletter. Informationen zu den Möglichkeiten der medizinischen Verwendung von Cannabisprodukten in Deutschland finden sich hier:

www.bfarm.de/DE/Bundesopiumstelle/Cannabis/_node.html

BfArM (Bundesinstitut für Arzneimittel und Medizinprodukte)
Kurt-Georg-Kiesinger-Allee 3
53175 Bonn
Telefon: 0228–993070
E-Mail: btm@bfarm.de
Webseite: www.bfarm.de

10.8.3 Hersteller und Vertriebsfirmen

Sativex®

Hersteller von Sativex®:
GW Pharmaceuticals plc.
Großbritannien
Webseite: www.gwpharm.com

Vermarktung von Sativex® in Deutschland:
Almirall Hermal GmbH
Scholtzstraße 3
21465 Reinbek
Webseite: www.almirall.de

Canemes®

Vermarktung von Canemes® in Deutschland:
AOP Orphan Pharmaceuticals AG Deutschland
Dorfstraße 43
82418 Hofheim
Website: www.aoporphan.de

Dronabinol und Cannabidiol

Herstellung und Vertrieb von Dronabinol:
Bionorica ethics GmbH
Kerschensteinerstraße 11–15
92318 Neumarkt
Webseite: www.bionorica-ethics.de

Herstellung und Vertrieb von Dronabinol und Cannabidiol:
THC Pharm GmbH
Offenbacher Landstraße 368 D
60599 Frankfurt/Main
Webseite: www.thc-pharm.de

Vertrieb von Dronabinol:
Fagron GmbH & Co KG
Von-Bronsart-Straße 12
22885 Barsbüttel
Webseite: www.fagron.de

Vaporisatoren

Herstellung und Vertrieb von Vaporisatoren:
Storz & Bickel GmbH & Co KG
Rote Straße 1
78532 Tuttlingen
Webseite: www.storz-bickel.com

Fagron GmbH & Co KG
Von-Bronsart-Straße 12
22885 Barsbüttel
Webseite: www.fagron.de

WEPA APOTHEKENBEDARF GmbH & Co KG
Am Fichtenstrauch 6–10
56204 Hillscheid
Webseite: www.wepa-apothekenbedarf.de

Drogenschnelltest

gabmed GmbH
Praxis- und Drogendiagnostik
Am Wassermann 28
50829 Köln
Webseite: www.gab-med.de

10.8.4 Importeure von Medizinalcannabisblüten

Fagron GmbH & Co. KG
Von-Bronsart-Straße 12
22885 Barsbüttel
Webseite: www.fagron.de

Pedanios GmbH
Eberhard-Roters-Platz 11
10965 Berlin
Webseite: www.pedanios.de

Spektrum Cannabis GmbH (vormals MedCann GmbH)
Lanzstraße 20
68789 St. Leon-Rot (bei Heidelberg)
Webseite: www.spektrum-cannabis.de

ACA Müller ADAG Pharma Vertriebs GmbH
Heilsbergstraße 27
78247 Hilzingen
Webseite: www.aca-mueller-gmbh.de

Cannamedical Pharma GmbH
Im Mediapark 5
50670 Köln
Webseite: www.cannamedical.de

10.8.5 Herstellung und Vertrieb von Cannabisblütenextrakt

Bionorica ethics GmbH
Kerschensteinerstraße 11–15
92318 Neumarkt
Webseite: www.bionorica-ethics.de

Hersteller der Cannabisextrakte TILRAY THC25 und TILRAY THC10:CBD10:
Tilray
Tilray Canada Ltd
Webseite: www.tilray.com

Vertrieb der Cannabisextrakte TILRAY THC25 und TILRAY THC10:CBD10:
Paesel + Lorei GmbH & Co. KG
Nordring 11
47495 Rheinberg
Webseite: www.paesel-lorei.de

10.8.6 Vertrieb von Kräutermühlen

Storz & Bickel GmbH & Co KG
Rote Straße 1
78532 Tuttlingen
Webseite: www.storz-bickel.com

WEPA APOTHEKENBEDARF GmbH & Co KG
Am Fichtenstrauch 6–10
56204 Hillscheid
Webseite: www.wepa-apothekenbedarf.de

Halbmeier und Friedrici GbR
Karl-Kunger-Straße 28
12435 Berlin
Webseite: www.verdampftnochmal.de

Udopea GmbH
Heerenholz 13
28307 Bremen
Webseite: www.udopea.de

Literatur

Baker D, Pryce G, Giovannoni G et al. The therapeutic potential of cannabis. The Lancet Neurology, 2(5): 291, 2003

Beal JE, Olson R, Lefkowitz L et al. Long-term efficacy and safety of dronabinol for acquired immunodeficiency syndrome-associated anorexia. Journal of Pain and Symptom Management, 14(1): 7, 1997

Ben-Shabat S, Fride E, Sheskin T et al. An entourage effect: inactive endogenous fatty acid glycerol esters enhance 2-arachidonoyl-glycerol cannabinoid activity. Eur. J. Pharmacol Jul 17; 353(1):23–31, 1998

Brisbois TD, de Kock IH, Watanabe SM et al. Deltatetrahydrocannabinol may palliate altered chemosensory perception in cancer patients: results of a randomized, double-blind, placebo-controlled pilot trial. Annals of Oncology, 22(9): 2086, 2011

Budney AJ, Hughes JR, Moore BA et al. Review of the validity and significance of cannabis withdrawal syndrome. The American Journal of Psychiatry, 161(11): 1967, 2004

Corey-Bloom J, Wolfson T, Gamst A et al. Smoked cannabis for spasticity in multiple sclerosis: a randomized, placebo-controlled trial. Canadian Medical Association Journal 184(10): 1143, 2012

Degenhardt L(1), Hall W. Is cannabis use a contributory cause of psychosis? The Canadian Journal of Psychiatry, 51(9): 556, 2006

Elfawal MA, Towler MJ, Reich NG et al. Dried whole-plant Artemisia annua slows evolution of malaria drug resistance and overcomes resistance to artemisinin. Proc of the Natl Acad Sci USA Jan 20; 112(3):821–6, 2015

Fergusson DM, Horwood LJ, Beautrais AL. Cannabis and educational achievement Addiction, 98, 1681, 2003

Grant JE, Odlaug BL, Chamberlain SR et al. Dronabinol, a cannabinoid agonist, reduces hair pulling in trichotillomania: a pilot study. Psychopharmacology (Berl), 218(3): 493, 2011

Grotenhermen F. Hanf als Medizin. Ein praxisorientierter Ratgeber. Nachtschatten Verlag Solothurn 2015

Grotenhermen F. The toxicology of cannabis and cannabis prohibition, Hrsg. Cannabinoids in Nature and Medicine. Verlag Helvetica Chimica Acta, Zürich 2009

Haney M, Gunderson EW, Rabkin J et al. Dronabinol and marijuana in HIV-positive marijuana smokers, Caloric intake, mood, and sleep. Journal of Acquired Immune Deficiency Syndromes, 45(5): 545, 2007

Haney M, Ward AS, Comer SD et al. Abstinence symptoms following oral THC administration to humans. Psychopharmacology, 141(4): 385, 1999

Henquet C, Krabbendam L, Spauwen J et al. Prospective cohort study of cannabis use, predisposition for psychosis, and psychotic symptoms in young people. British Medical Journal, 330(7481): 11, 2005

Hu SS, Mackie K. Distribution of the Endocannabinoid System in the Central Nervous System. Handbook of Experimental Pharmacology, 231: 59, 2015

Jones RT, Benowitz N. The 30-day trip – Clinical studies of cannabis tolerance and dependence. In: Braude MC, Szara S. Hrsg. The Pharmacology of Marihuana. Vol. 2. Raven Press, New York 1976

Jones RT, Benowitz NL, Herning RI. Clinical relevance of cannabis tolerance and depenence. Journal of Clinical Pharmacology, 21: 143S, 1981

Kalla Aditi, M. D., Cannabis erhöht Risiko für Schlaganfall und Herzinsuffizienz – erste Vermutungen zur Pathogenese, ACC 2017 Medscape 10. März 2017

Leweke FM, Piomelli D, Pahlisch F et al. Cannabidiol enhances anandamide signaling and alleviates psychotic symptoms of schizophrenia. Translational Psychiatry, 2: 94, 2012

Maccarrone M, Bab I, Bíró T et al. Endocannabinoid signaling at the periphery: 50 years after THC. Trends in Pharmacological Sciences, 36(5):277, 2015

Margolese HC, Carlos Negrete J, Tempier R et al. A 12-month prospective follow-up study of patients with schizophrenia-spectrum disorders and substance abuse: changes in psychiatric symptoms and substance use. Schizophrenia Research, 83(1): 65, 2006

Mechoulam R, Parker LA. The endocannabinoid system and the brain. Annual Review of Psychology, 64: 21, 2013

Meiri E, Jhangiani H, Vredenburgh JJ et al. Efficacy of dronabinol alone and in combination with ondansetron versus ondansetron alone for delayed chemotherapy-induced nausea and vomiting. Current Medical Research and Opinion, 23(3): 533, 2007

Moore TH, Zammit S, Lingford-Hughes A et al. Cannabis use and risk of psychotic or affective mental health outcomes: a systematic review. The Lancet, 370(9584): 319, 2007

Müller-Vahl K, Grotenhermen F. Medicinal Uses of Marijuana and Cannabinoids, Critical Reviews in Plant Sciences, 2016

Müller-Vahl KR, Schneider U, Prevedel H et al. Delta 9-tetrahydrocannabinol (THC) is effective in the treatment of tics in Tourette syndrome: a 6-week randomized trial. Journal of Clinical Psychiatry, 64(4): 459, 2003

Naftali T, Bar-Lev Schleider L, Dotan I et al. Cannabis induces a clinical response in patients with Crohn's disease: a prospective placebo-controlled study. Clinical Gastroenterology and Hepatology, 11(10): 1276, 2013

Novotna A, Mares J, Ratcliffe S et al. Sativex Spasticity Study Group, A randomized, double-blind, placebo-controlled, parallel-group, enriched-design study of nabiximols* (Sativex®), as add-on therapy, in subjects with refractory spasticity caused by multiple sclerosis. European Journal of Neurology, 18(9): 1122, 2011

Pertwee R. Handbook of Cannabis. Oxford University Press, 2014

Phillips LJ, Curry C, Yung AR et al. Cannabis use is not associated with the development of psychosis in an ‚ultra' high-risk group. Australian & New Zealand Journal of Psychiatry, 36(6): 800, 2002

Sauer MA, Rifka SM, Hawks RL et al. Marijuana: interaction with the estrogen receptor J Pharmacol. Exp. Ther., 224(2):404–7, Feb 1983

Schindler F, Anghelescu I, Regen F et al. Improvement in refractory obsessive compulsive disorder with dronabinol. The American Journal of Psychiatry, 165(4): 536, 2008

Schwarcz G, Karajgi B. Improvement in refractory psychosis with dronabinol: four case reports. The Journal of Clinical Psychiatry, 71(11): 1552, 2010

Serpell M, Ratcliffe S, Hovorka J et al. A double-blind, randomized, placebo-controlled, parallel group study of THC/CBD spray in peripheral neuropathic pain treatment. European Journal of Pain, 18(7): 999, 2014

Strohbeck-Kuehner P, Skopp G, Mattern R. Cannabis verbessert Symptome der ADHS. Cannabinoids, 3(1): 1, 2008

Vandrey RG, Budney AJ, Hughes JR et al. A within-subject comparison of withdrawal symptoms during abstinence from cannabis, tobacco, and both substances. Drug and Alcohol Dependence, 92(1–3): 48, 2008

Wade DT, Makela PM, House H et al. Long-term use of a cannabis-based medicine in the treatment of spasticity and other symptoms in multiple sclerosis. Multiple Sclerosis Journal, 12(5): 639, 2006

Wade DT, Robson P, House H et al. A preliminary controlled study to determine whether whole-plant cannabis extracts can improve intractable neurogenic symptoms. Clinical Rehabilitation, 17(1): 21, 2003

Whiting PF, Wolff RF, Deshpande S et al. Cannabinoids for Medical Use: A Systematic Review and Meta-analysis. Journal of the American Medical Association, 313(24): 2456, 2015

Wilsey B, Marcotte T, Deutsch R et al. Low-dose vaporized cannabis significantly improves neuropathic pain. Journal of Pain, 14(2): 136, 2013

Wong BS, Camilleri M, Busciglio I et al. Pharmacogenetic trial of a cannabinoid agonist shows reduced fasting colonic motility in patients with nonconstipated irritable bowel syndrome. Gastroenterology, 141(5):1638, 2011

Zajicek JP, Sanders HP, Wright DE et al. Cannabinoids in multiple sclerosis (CAMS) study: safety and efficacy data for 12 months follow up. Journal of Neurology, Neurosurgery and Psychiatry, 76(12): 1664, 2005

Sachregister

Die Autoren

Dr. Klaus Häußermann

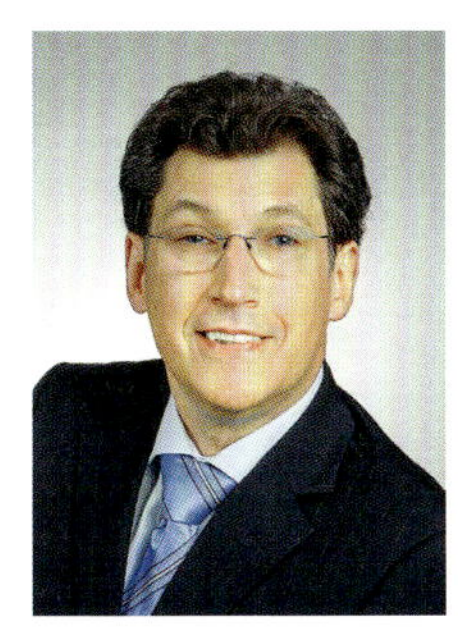

Dr. Klaus Häußermann studierte Biologie an der Universität Stuttgart. Die Promotion folgte am Dr. Margarete-Fischer-Bosch-Institut für Klinische Pharmakologie in Stuttgart. Nach 20-jähriger Industrietätigkeit als Leiter Betäubungsmittel (BtM-Verantwortlicher, zuvor Leiter Med-Wiss. BtM & ZNS, ehemaliges Mitglied im Sachverständigenausschuss BtM beim BfArM) sind Schwerpunkte seiner freiberuflichen Tätigkeit Fortbildung (LAV Baden-Württemberg, verschiedene bundesweit auftretende Seminaranbieter) und Beratung im Betäubungsmittelwesen in Apotheke, Arztpraxis und Industrie. Er ist Autor von Fachartikeln in der Zeitschrift PTA*heute* und des BtM-Teils von „Das große PTA*heute* Handbuch". Dr. Häußermann ist Mitglied der ACM/IACM und der Deutschen Gesellschaft für Palliativmedizin.

Dr. med. Eva Milz

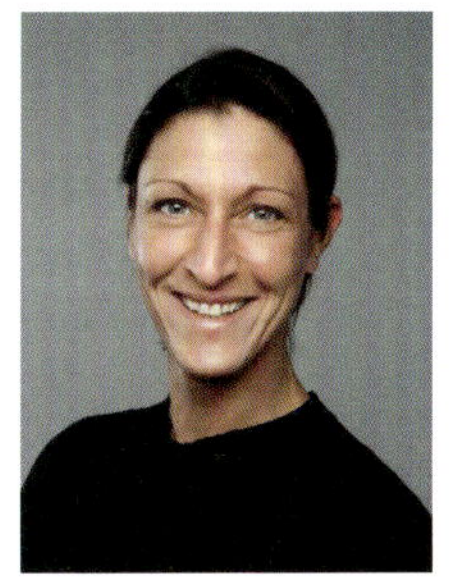

Dr. med. Eva Milz absolvierte von 1991 bis 1998 das Studium der Humanmedizin an der RWTH Aachen, der Universität Köln sowie ein Auslandstertial an der University of Stellenbosch in Südafrika. Nach dem AiP an der Universität Köln wechselte sie zum Volontariat in den Medizinjournalismus und arbeitete bis 2002 als Consultant in Bereich Public Relations für medizinische Themen (Zertifikat DIPR). 2003 promovierte sie zum Thema Neurochirurgie der Hypophysenadenome. In den folgenden zehn Jahren absolvierte Fr. Dr. Milz eine Weiterbildung in Psychiatrie, Psychotherapie und Neurologie, wodurch sie 2013 erfolgreich Fachärztin für Psychiatrie und Psychotherapie wurde. Bereits ab dem Jahr 2012 war sie als Konsiliarpsychiaterin des Unfallkrankenhauses Berlin tätig, bis sie im Mai 2015 eine Privatpraxis für Psychiatrie und Psychotherapie in Berlin eröffnete. Dr. Milz' besonderes Interesse gilt der Behandlung von ADHS im Erwachsenenalter mit Cannabis als Arzneimittel. Dr. Eva Milz ist Mitglied in der DGPPN und der ACM/IACM.

Dr. med. Franjo Grotenhermen

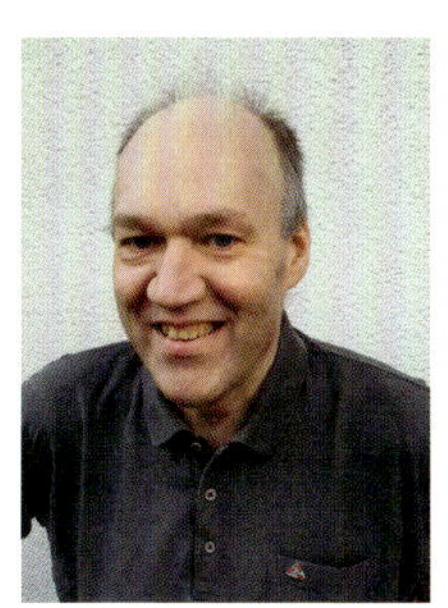

Dr. med. Franjo Grotenhermen absolvierte sein Studium der Medizin und promovierte zum Dr. med. in Köln. Seine klinischen Tätigkeitsfelder umfassen Innere Medizin, Chirurgie und Naturheilverfahren. Er betreibt eine ärztliche Praxis in Rüthen (NRW) mit dem Schwerpunkt Therapie mit Cannabis und Cannabinoiden. Er ist Vorsitzender der Arbeitsgemeinschaft Cannabis als Medizin e. V. (ACM), Geschäftsführer der Internationalen Arbeitsgemeinschaft für Cannabinoidmedikamente (IACM) und Vorsitzender der Medical Cannabis Declaration e. V. (MCD), Autor der IACM-Informationen, die 14-tägig in mehreren Sprachen im Internet erscheinen und Herausgeber der Zeitschrift CANNABINOIDS, die auf der Internetseite der IACM veröffentlicht wird. Grotenhermen ist Mitarbeiter des Kölner nova-Instituts in der Abteilung nachwachsende Rohstoffe und Autor einer Vielzahl von Artikeln und Büchern zum therapeutischen Potenzial der Hanfpflanze und der Cannabinoide, ihrer Pharmakologie und Toxikologie.

Cannabis auf Rezept

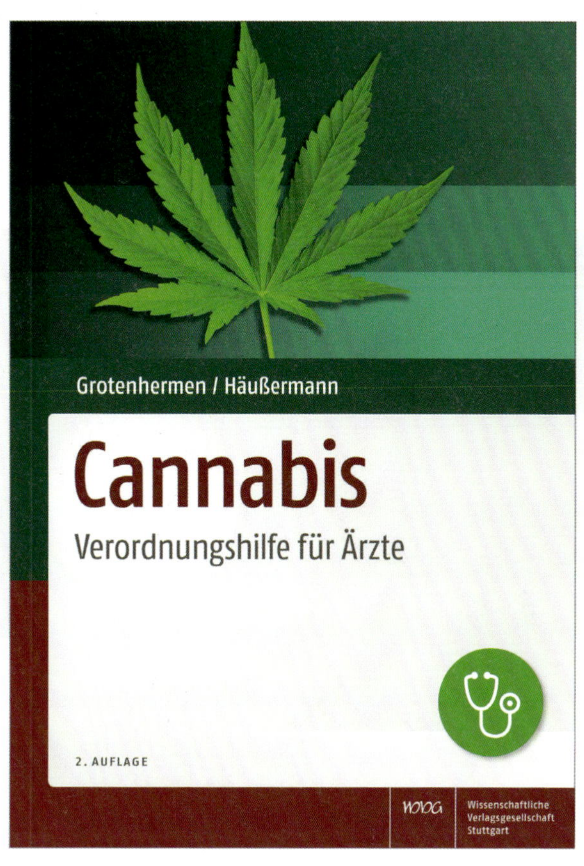

Von Dr. med. Franjo Grotenhermen und Dr. Klaus Häußermann

2., aktualisierte Auflage 2017.
XI, 57 Seiten.
21 farb. Abbildungen.
16 Tabellen. Kartoniert.
ISBN 978-3-8047-3759-4

E-Book, PDF.
ISBN 978-3-8047-3769-3

Cannabis in der Therapie folgt dem Leitspruch: Start low, go slow! So erreicht man die optimale Dosis und Wirkung bei minimalen Nebenwirkungen. Für diesen Balanceakt brauchen Sie einschlägige Informationen.

Unsere Autoren, anerkannte Cannabis-Experten, haben alles Wichtige für Sie zusammengestellt:

- Indikationen und Applikationswege
- Wirkung, Wechsel- und Nebenwirkungen
- Verschreibung und Begleiterhebung
- Praktische Tipps, z. B. zu Reisen oder zur Teilnahme am Straßenverkehr

Die 2. Auflage bezieht Stellung zu Fragen, die das neue „Cannabis-Gesetz" kurz nach dem Inkrafttreten aufgeworfen hat. Aktualisierte Informationen zur Verfügbarkeit von Cannabisblüten erleichtern Ihnen die Verordnung.

Nutzen Sie die neu eröffneten Chancen von Cannabis für Ihre Patienten!

→ Tipp

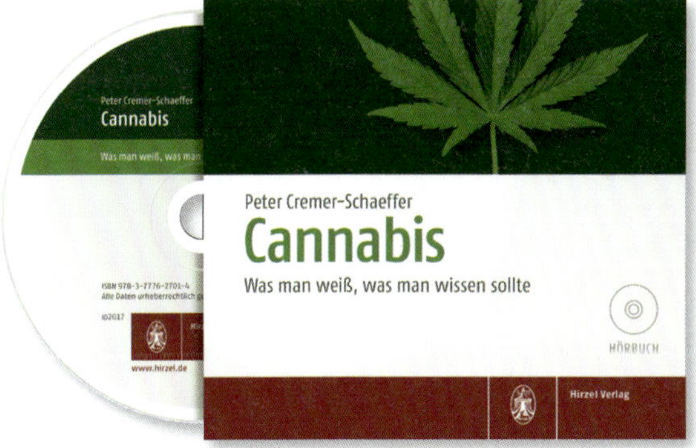

Cannabis

Was man weiß, was man wissen sollte

Von Dr. Peter Cremer-Schaeffer.

2017. Hörbuch. Laufzeit ca. 80 min., 1 Audio-CD.
ISBN 978-3-7776-2701-4

Schon lange wird unter Fachleuten diskutiert, ob das Verbot von Cannabis und die Kriminalisierung der Konsumenten eher schaden als nützen. Sollte die Droge frei erhältlich sein? In diesem Hörbuch sind die sachlichen Hintergründe zur Diskussion zusammengestellt.

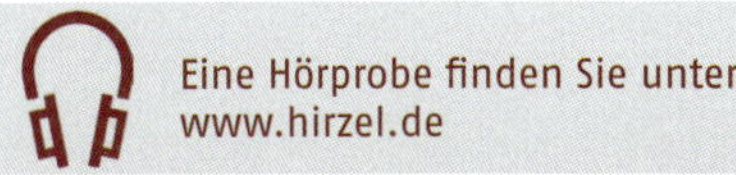

Wissenschaftliche Verlagsgesellschaft Stuttgart

Wissenschaftliche Verlagsgesellschaft Stuttgart
Birkenwaldstraße 44 | 70191 Stuttgart
Telefon 0711 2582 341 | Telefax 0711 2582 390
www.wissenschaftliche-verlagsgesellschaft.de